Hadi Hammad Al-Faris

Utilização não autorizada e não conforme de medicamentos em dermatologia

Hadi Hammad Al-Faris

Utilização não autorizada e não conforme de medicamentos em dermatologia

ScienciaScripts

Imprint

Cover image: www.ingimage.com

This book is a translation from the original published under ISBN 978-3-659-83421-9.

Publisher:
Sciencia Scripts
is a trademark of
Dodo Books Indian Ocean Ltd. and OmniScriptum S.R.L publishing group

120 High Road, East Finchley, London, N2 9ED, United Kingdom
Str. Armeneasca 28/1, office 1, Chisinau MD-2012, Republic of Moldova, Europe
Printed at: see last page
ISBN: 978-620-8-19050-7

Lista de acrónimos

FDA	Food and Drug Administration
USA	United States of America
TRIP	Turning Research into Practice
SD	Standard Deviation
IQR	Interquartile Range
FDCA	Food, Drug and Cosmetic Act
ICH	International Conference on Harmonization
EU	Europe
WHO	World Health Organization
EMA	European Medical Agency
EAACI	European Academy of Allergology and Clinical Immunology
WAO	World Allergy Organization
OLDU	Off-Label Drug Use
NDA	New Drug Application
COPD	Chronic Obstructive Pulmonary Disease
IND	Investigational New Drug
IRB	Institutional Review Board
PDUFA	Prescription Drug User Fee Act
CDER	Center for Drug Evaluation and Research
GP	General Practitioner
AKs	Actinic Keratosis
LP	Lichen planus
ADRs	Adverse Drug Reactions

Agradecimentos:

Agradeço a Deus a boa saúde e o bem-estar que foram necessários para a realização deste trabalho.

Gostaria de exprimir a minha sincera gratidão ao Dr. David Smith, o orientador da minha dissertação, por me ter prestado o apoio contínuo necessário, o feedback rápido e a orientação para a investigação.

Os meus sinceros agradecimentos ao Prof. Dr. Wilhelm Stolz, Diretor do Departamento de Dermatologia da Clínica Thalkirchner Straße, pela transmissão dos seus conhecimentos, pela sua orientação sincera e valiosa e pelo seu constante encorajamento.

Gostaria de aproveitar esta oportunidade para agradecer a todos os membros do corpo docente pela sua ajuda e apoio. Gostaria também de agradecer aos meus pais pelo seu incessante encorajamento, apoio e atenção. Gostaria de aproveitar esta oportunidade para agradecer à minha adorável companheira e aos meus maravilhosos filhos por me terem apoiado mentalmente durante a redação desta tese e aos meus amigos que sempre me apoiaram e encorajaram com a sua ajuda e sugestões e me animaram nos meus momentos difíceis.

Gostaria também de deixar registado que estou muito grato a todos os que contribuíram direta ou indiretamente para este projeto.

Resumo

Antecedentes: É prática comum os médicos tratarem doenças dermatológicas com medicamentos que não estão indicados para a doença que está a ser tratada. Estas prescrições "off-label" são frequentemente medicamentos cujo valor terapêutico é reconhecido na comunidade médica e cuja eficácia foi comprovada pelos resultados de estudos clínicos.

Objetivo: O objetivo deste estudo é identificar os principais factores de risco da maioria dos medicamentos não autorizados e não rotulados utilizados para tratar doenças de pele em todo o mundo e realizar uma investigação detalhada das tendências éticas e legais, padrões, métodos de prevenção, possíveis soluções e recomendações relacionadas com a utilização de medicamentos não autorizados e não rotulados em dermatologia.

Métodos: Foi efectuada uma revisão sistemática de estudos relevantes disponíveis sobre utilizações não licenciadas e não autorizadas de medicamentos em dermatologia a nível mundial.

Resultados: Foram identificados dez estudos epidemiológicos sobre o uso de medicamentos não aprovados e medicamentos off-label em dermatologia em todo o mundo. Os estudos selecionados foram realizados entre 1994 e 2014.

Conclusão: Os medicamentos off-label parecem ser amplamente prescritos na prática clínica dermatológica, com diferenças entre países, ambientes de internamento e de ambulatório e idade. No entanto, a prescrição de fármacos off-label a doentes que esperam um tratamento eficaz é suscetível de conduzir a dificuldades éticas e legais previsíveis. As principais questões éticas incluem o impacto na escolha autónoma do doente, o consentimento informado e a natureza da relação entre os dermatologistas e os fabricantes de medicamentos. Do ponto de vista jurídico, existem preocupações sobre as implicações clínicas, os litígios por negligência profissional e as diretrizes da FDA para utilizações não autorizadas. É urgentemente necessária uma diretriz de gestão para a utilização de medicamentos off-label.

Palavras-chave: medicamentos não autorizados, medicamentos off-label, dermatologia, prescrições, ética, questões jurídicas e legislação.

Capítulo 1

Introdução:

1.1 Antecedentes do estudo:

"Off-label significa que o medicamento é usado de uma forma que não é especificada pela Food and Drug Administration (FDA) como um rótulo de embalagem aprovado. Este rótulo é um relatório escrito que fornece instruções pormenorizadas sobre as utilizações e dosagens aprovadas com base nos resultados de estudos clínicos que o fabricante do medicamento submeteu à FDA", afirma Kelli Miller, consultora de saúde masculina da Cleveland Clinic.

"Muitas pessoas podem ficar surpreendidas ao saber que a FDA regula a aprovação de medicamentos, não a prescrição de medicamentos, e que os médicos são livres de prescrever um medicamento por qualquer [razão que considerem clinicamente adequada]", diz G. Caleb Alexander, MD, MS, um advogado de ética médica e professor assistente de medicina no Centro Médico da Universidade de Chicago.

Embora a utilização de medicamentos off-label esteja a tornar-se mais comum, os especialistas dizem que poucos doentes sabem que estão a receber um medicamento off-label e os médicos não são obrigados a dizer aos doentes que um medicamento está a ser utilizado off-label. Quando um médico prescreve um medicamento para tratar uma doença, o doente parte provavelmente do princípio de que o medicamento foi aprovado pela Food and Drug Administration (FDA) para essa utilização. Quando um médico prescreve um medicamento para uma utilização não aprovada, é designado por prescrição "off-label". O termo refere-se ao facto de todos os medicamentos terem uma "rotulagem", que é uma descrição escrita pormenorizada da sua utilização pretendida com base em estudos submetidos à FDA. Os dermatologistas, tal como outros médicos, enfrentam um dilema quando tentam utilizar apenas medicamentos com indicações aprovadas pela regulamentação. Nem a indústria nem os reguladores querem ser acusados de fazer experiências em crianças, mulheres grávidas ou idosos! Em pediatria, apenas cerca de 20% de todos os medicamentos comercializados nos EUA estão aprovados para utilização em bebés e crianças (Jaffe, S., 1994). Esta exclusão conduz a uma utilização generalizada de medicamentos não autorizados. Um estudo concluiu que 36% das 707 crianças inscritas receberam um ou mais tratamentos não aprovados ou não rotulados (Turner S. et al., 1998). Em 731 pacientes grávidas, 23% estavam a tomar mais do que um medicamento para indicações "off-label" (Rayburn W. F. e Turnbull G. L., 1995). É uma prática comum dos dermatologistas tratar doenças dermatológicas com medicamentos que não estão indicados para a doença em questão. Estas prescrições "off-label" são frequentemente medicamentos cujo valor terapêutico é reconhecido na comunidade médica e cuja eficácia foi demonstrada pelos resultados de ensaios clínicos (Sugarman, J.H. et al., 2002). A prescrição off-label não é necessariamente uma coisa má. Pode ser benéfica, especialmente quando os doentes esgotaram todas as outras opções autorizadas, como pode ser o caso das doenças raras ou do cancro.

Os esteróides tópicos são um excelente exemplo de uma classe de medicamentos que são utilizados para uma variedade de condições clínicas, muitas vezes sem uma indicação específica para além do tratamento da inflamação geral.

1.2 Definição do problema:

Este estudo defende que a utilização terapêutica de medicamentos off-label não deve ser permitida na prática clínica. A utilização de fármacos off-label na prática clínica sem uma divulgação completa suscita muitas preocupações éticas e jurídicas complexas. As principais questões éticas incluem o impacto na decisão autónoma do doente e os argumentos a favor e contra o consentimento informado para a utilização off-label. Também aborda as implicações clínicas, a posição controversa da FDA e a fundamentação da política da FDA sobre o uso off-label. Se os dermatologistas continuarem a prescrever medicamentos off-label de forma fraudulenta, não só põem em risco a confiança dos seus doentes, como também enfrentam cada vez mais processos judiciais por negligência profissional.

1.3 Objetivo do estudo:

(1) Determinar os factores de risco para a utilização de medicamentos não aprovados e off-label em dermatologia (2) Investigar as considerações éticas e legais na utilização de medicamentos não aprovados e off-label em dermatologia (3) Comparar os resultados de estudos realizados em diferentes contextos em todo o mundo e identificar áreas terapêuticas comuns para permitir uma intervenção orientada, uma vez que a utilização de medicamentos off-label pode ser uma medida da falta de conhecimento sobre tratamentos dermatológicos.

1.4 Questão de investigação:

Qual é o grau de disseminação da utilização de medicamentos não autorizados em dermatologia a nível mundial e que problemas éticos e jurídicos coloca?

1.5 Importância do estudo:

Identificar os principais factores de risco da maioria dos medicamentos não autorizados e não rotulados utilizados para tratar doenças de pele em todo o mundo e examinar em pormenor as tendências éticas e legais, os padrões, os métodos de prevenção, as possíveis soluções e as recomendações relacionadas com a utilização de medicamentos não autorizados e não rotulados em dermatologia.

1.6 Quadro institucional:

Universidade do Royal College of Surgeons na Irlanda.

Capítulo 2

Metodologia:

2.1 Material e métodos:

Em março de 2015, foi realizada uma pesquisa bibliográfica eletrónica abrangente e altamente sensível nas principais bases de dados biomédicas Pubmed, Medline, EMBASE, Cochrane Library, CINAHL, Scopus, TRIP (Turning Research into Practice), Web of Knowledge (Science & Social Science), Justis e Hastings Centre, utilizando os seguintes termos de pesquisa: medicamentos não licenciados, medicamentos off-label, dermatologia, prescrição, ética, questões jurídicas e legislação. Foi efectuada uma pesquisa manual nos resumos de conferências relevantes das principais sociedades dermatológicas.

A pesquisa foi limitada a (i) dados humanos, (ii) artigos escritos em inglês e (iii) artigos publicados após o primeiro ano que foram incluídos nas bases de dados de pesquisa. Foram considerados todos os tipos de estudos epidemiológicos sobre o uso de medicamentos não aprovados e medicamentos off-label em dermatologia. Revisões e relatos de caso foram excluídos.

Dois revisores independentes examinaram os títulos e resumos dos artigos encontrados na pesquisa inicial para identificar estudos relevantes e extraíram dados. Os textos completos de todos os estudos que cumpriam os critérios de inclusão foram revistos e as suas referências bibliográficas verificadas para fontes adicionais. Os artigos que ambos os revisores concordaram ser relevantes foram incluídos na análise. Foram avaliadas as seguintes variáveis: Tipo de estudo, tamanho da amostra, instrumentos utilizados, análise estatística e resultados.

2.2 Limitações metodológicas:

Falta de dados disponíveis e fiáveis: A falta de dados ou de dados fiáveis é suscetível de limitar o âmbito da análise e da amostra ou pode constituir um obstáculo significativo à identificação de uma tendência e de uma relação significativa.

Falta de estudos de investigação anteriores sobre o tema: A citação de estudos de investigação anteriores constitui a base da revisão da literatura e ajuda a fornecer uma base para a compreensão do problema de investigação em estudo. Esta limitação pode servir como uma oportunidade importante para descrever a necessidade de mais investigação.

A forma como os dados foram recolhidos: Por vezes, após a análise dos resultados, constato que a forma como os dados foram recolhidos impediu uma análise aprofundada dos resultados.

2.3 Limitações do investigador:

Acesso: Se um estudo depender do acesso a bases de dados, organizações ou documentos e o acesso for negado ou restringido por qualquer razão, tal pode afetar os resultados do estudo e as razões para tal devem ser descritas no estudo.

Limite de tempo: O tempo disponível para investigar um problema de investigação é limitado pelo prazo de apresentação do trabalho de investigação.

Preconceitos culturais e outros tipos de preconceitos: Todos nós temos preconceitos, quer estejamos conscientes deles ou não. Um preconceito é quando uma pessoa, um lugar ou uma coisa é vista ou retratada de uma forma consistentemente incorrecta. Normalmente é negativo, embora seja possível ter um preconceito positivo. Por conseguinte, se o autor identificar um preconceito numa investigação anterior, deve admiti-lo e explicar que medidas foram tomadas para evitar a perpetuação de preconceitos.

Capítulo 3

Resultados:

Foram identificados dez estudos epidemiológicos sobre o uso de medicamentos não autorizados e medicamentos off-label em dermatologia, que estão resumidos na Tabela 1. Os estudos selecionados foram realizados entre 1994 e 2014.

Dos dez estudos, três incluíram doentes pediátricos com doenças dermatológicas. Seis estudos foram efectuados nos EUA, enquanto apenas quatro estudos foram realizados em países europeus.

Quadro 3.1: Estudos sobre as implicações éticas e legais dos medicamentos off-label em dermatologia.

Auther	Year	Title
Torres	1994	The use of FDA-approved medications for unlabeled (off-label) uses. The legal and ethical implications
Sugarman	2002	Off-label prescribing in the treatment of dermatologic disease
Picard	2003	Assessment off-label prescribing in Dermatology
Blondon	2008	Off-label prescribing
Parikh	2014	Common use of prescription off-label acne therapy in children younger than 12 years old
Kelly	2012	Ethics in pediatric dermatology
Silva	2014	Off-label prescribing for allergic diseases in children
Cristopher	2012	Ten common questions and their answers about off-label drug use
Danes	2014	Outcomes of off-label drug use in hospitals: a multicentric prospective study
Largent	2009	Going off-label without venturing off-course: evidence and ethical off-label prescribing

De um modo geral, estes estudos promovem o conceito de utilização não contemplada na rotulagem dos medicamentos, que pode ser motivada por vários factores. Em primeiro lugar, um medicamento pode não ter sido estudado e aprovado para uma população específica (por exemplo, pediatria, geriatria ou mulheres grávidas).

doentes). Em segundo lugar, uma situação de risco de vida ou terminal pode levar um médico a administrar qualquer tratamento lógico e disponível, quer seja ou não aprovado pela FDA. Em terceiro lugar, quando um medicamento de uma classe de medicamentos é aprovado pela FDA, os médicos utilizam frequentemente outros medicamentos da mesma classe sem aprovação específica da FDA para a mesma indicação. Além disso, se as caraterísticas patológicas ou fisiológicas de duas doenças forem semelhantes, um médico pode utilizar um medicamento aprovado para uma dessas doenças para ambas (por exemplo, eczema e psoríase).

Picard et al (2003) analisaram as prescrições off-label em dermatologia, uma vez que a política oficial do sistema de seguros de saúde francês é recusar o reembolso de medicamentos prescritos para indicações off-label. O objetivo do estudo era 1) quantificar a utilização de prescrições off-label pelos médicos de um departamento hospitalar de dermatologia em França; 2) caraterizar estas prescrições off-label; 3) avaliar os dados da literatura sobre a adequação destas prescrições off-label. Para cada doente consultado entre 1 de fevereiro e 1 de abril de 2001, os sintomas ou a doença tratada e o tipo de prescrição foram registados em formulários normalizados.

Oitenta e seis por cento das prescrições foram rotuladas, 14% foram prescrições off-label. As dermatoses inflamatórias e as dermatoses de hipersensibilidade foram as indicações mais comuns para as prescrições off-label (26%). Os tratamentos mais frequentemente associados a prescrições off-label foram os corticosteróides tópicos e o metotrexato. A revisão da literatura revelou que 70% das prescrições off-label não se baseavam em dados sólidos de medicina baseada em provas. Muitas prescrições off-label foram efectuadas por médicos com o mais alto nível de formação.

O seu estudo revelou um número considerável de prescrições off-label em dermatologia. Estas prescrições diziam frequentemente respeito a doenças raras que eram tratadas por dermatologistas experientes. Estas prescrições off-label raramente eram consistentes com os dados da medicina baseada na evidência.

Sugarman et al. constataram que é prática comum os médicos tratarem doenças dermatológicas com medicamentos que não estão indicados para a doença em causa. Estas prescrições "off-label" são frequentemente medicamentos cujo valor terapêutico é reconhecido pela comunidade médica e cuja eficácia foi demonstrada pelos resultados de ensaios clínicos. O objetivo do seu estudo era quantificar a utilização de prescrições "off-label" para uma patologia dermatológica por uma amostra representativa de médicos nos

Estados Unidos. Os dados dos anos 1990-

O National Ambulatory Medical Care Survey de 1997, realizado pelo National Centre for Health Statistics, foi utilizado para avaliar os medicamentos prescritos para uma doença de pele durante as consultas médicas. Identificou os diagnósticos mais comuns comunicados durante as consultas médicas para os quais o diagnóstico principal e único comunicado era uma doença de pele. Para as dez doenças dermatológicas mais comuns para as quais foram notificados medicamentos, categorizámos cada menção de medicamento primário por indicação. He e colegas descobriram que as prescrições off-label variavam entre 17% e 73%, com uma média ponderada (+/- DP) de 32% +/- 18%. As patologias mais frequentemente tratadas com prescrições off-label foram a acne rosácea (73%) e a queratose actínica (52%), enquanto o menor número de prescrições off-label foi para a dermatite atópica (17%) e a psoríase (16%). A utilização de prescrições off-label por dermatologistas para as doenças analisadas variou entre 7% e 73%, com uma média ponderada (+/- DP) de 24% (+/- 24%), enquanto a variação para os não dermatologistas foi de 18% a 96%, com uma média ponderada (+/- DP) de 34% (+/- 18%).

Chegaram à conclusão de que a prescrição off-label é comum no tratamento de doenças de pele. Além disso, a prescrição off-label no tratamento de doenças de pele faz atualmente parte do padrão de cuidados.

Num estudo de Danes et al., foi realizado um estudo de coorte prospetivo multicêntrico de 226 doentes em cinco hospitais terciários, de maio de 2011 a maio de 2012. Foram recolhidas informações sobre as caraterísticas clínicas dos doentes, os medicamentos, os resultados e os custos. Os doentes foram seguidos durante seis meses e a informação foi avaliada através da revisão dos registos médicos e de entrevistas com os médicos. O objetivo do estudo foi avaliar a evidência clínica, os resultados e os custos da utilização off-label de medicamentos no hospital.

A idade mediana (intervalo interquartil (IQR)) dos doentes era de 46 (33-62) anos; 59% eram mulheres. Os doentes tinham recebido uma média de três tratamentos anteriores e a principal razão para a utilização de medicamentos off-label foi a falta de resposta (ou resposta subóptima) (72,1%). Foi administrado um total de 232 medicamentos off-label para 102 indicações diferentes. Os medicamentos mais comuns foram o rituximab (49; 21,1 %), a toxina botulínica (25; 10,7 %) e o omalizumab (14; 6,0 %). Em 117 (51,8 %) casos, o nível de evidência clínica a favor da sua utilização foi baixo. Observou-se uma resposta clínica parcial em 82 doentes (36,3 %), uma resposta completa em 71 (31,4 %) e uma estabilização em 11 (4,9 %). Um total de 58

(26,5 %) doentes tiveram acontecimentos adversos, 11 (4,9 %) dos quais foram graves. O custo mediano por doente (IQR) foi de 2.943,07 euros (541,9-5.872,54).

Os autores concluíram que existe uma grande variabilidade de medicamentos off-label e de indicações. Embora a evidência clínica para os fármacos off-label seja frequentemente baixa, foi observada uma resposta clínica em muitos doentes que anteriormente tinham falhado múltiplos tratamentos, mas à custa de alguns efeitos adversos e custos elevados. Os registos de doentes seriam úteis para a tomada de decisões clínicas, mesmo que sejam necessários ensaios clínicos.

Blondon et al (2008) investigaram que a prescrição de medicamentos fora das indicações autorizadas e a utilização de medicamentos não autorizados são comuns em todas as áreas da medicina e podem ocorrer em diretrizes terapêuticas. O termo não implica uma utilização inadequada ou ilegal e pode representar o único tratamento disponível para doenças "raras" ou para determinados grupos populacionais (crianças, mulheres grávidas, doentes muito idosos). A utilização não contemplada na rotulagem dos medicamentos deve basear-se em provas científicas sólidas de eficácia e segurança. Na Suíça, os doentes devem ser informados de que os custos da utilização "off-label" não são cobertos pelo seguro de saúde. O médico que prescreve o medicamento assume a responsabilidade pela utilização off-label, com a possibilidade de riscos imprevistos, devendo, por isso, estar preparado para eventuais acções por negligência.

Largent et al (2009) comentaram vários artigos anteriores que abordavam a adequação da prescrição off-label e as obrigações éticas e profissionais associadas. Embora esses relatos sejam úteis, eles têm limitações significativas. Tratam o fenómeno da prescrição off-label como monolítico, exigindo um consentimento informado rigoroso em todas as situações; abordam as questões relacionadas com a prescrição off-label a um nível institucional específico, como a prescrição hospitalar, o que limita a sua aplicabilidade a diferentes contextos de prática; ou abordam a prescrição off-label a um nível regulamentar que não aborda as preocupações éticas imediatas. Os médicos em exercício necessitam de um quadro ético abrangente e viável que dê prioridade ao controlo da prescrição não contemplada na rotulagem e que associe a certeza do benefício líquido à responsabilidade médica. Estas questões tornaram-se ainda mais importantes após a recente emissão pela FDA de Boas Práticas de Reimpressão revistas.

Estas diretrizes formais permitem que as empresas farmacêuticas promovam a utilização não contemplada na rotulagem através da distribuição de artigos revistos por pares sobre a utilização não contemplada na rotulagem dos seus medicamentos. Além disso, em novembro de 2008, foi introduzida uma alteração na regulamentação que permite automaticamente que a Medicare cubra uma gama mais vasta de utilizações off-label de medicamentos contra o cancro. A entrada de novos medicamentos no mercado, a comercialização agressiva de utilizações off-label junto dos doentes e dos médicos, as expectativas dos doentes de que os médicos "façam alguma coisa" e as preocupações dos doentes de que os medicamentos não sejam utilizados na prática.

sobre o aumento dos custos dos cuidados de saúde salientam a importância de orientações práticas para os médicos.

Concluíram que a utilização não contemplada na rotulagem é uma área importante da prática em que as lacunas nas provas devem levar a uma maior reflexão e análise. Quatro caraterísticas da utilização não contemplada na rotulagem indicam aos médicos que é necessário um maior nível de controlo: novos medicamentos, novas utilizações não contempladas na rotulagem, medicamentos com efeitos adversos graves conhecidos e medicamentos dispendiosos. Ao classificar o uso off-label como apoiado, suspeito ou comprovado, este quadro concetual justifica as recomendações para a prática de prescrição com uma avaliação da força da evidência para o benefício líquido para a saúde. Isto reforça o papel da evidência na área, de outro modo não regulamentada, da prescrição off-label e ajuda os médicos a cumprir consistentemente a sua responsabilidade de aplicar a evidência na prática.

Torres (1994) constatou que os médicos estão a utilizar cada vez mais medicamentos aprovados pela Food and Drug Administration (FDA) para indicações não rotuladas (off-label). As implicações éticas e legais destas acções nem sempre são claras.

Um medicamento é prescrito na esperança de beneficiar a pessoa a quem é administrado. Todos os medicamentos podem ter efeitos no organismo que podem ser benéficos ou prejudiciais. De acordo com uma estimativa, as reacções adversas a medicamentos são responsáveis por 1,0% a 3,5% dos internamentos em unidades médicas. Segundo uma estimativa governamental, 130 000 mortes hospitalares por ano nos EUA devem-se a reacções adversas a medicamentos. Estes efeitos adversos podem ocorrer quando os medicamentos são utilizados como previsto (idiossincráticos) ou quando são utilizados de forma incorrecta. Por conseguinte, nenhum medicamento pode ser considerado absolutamente seguro.

No seu artigo, examinou o direito comum e as disposições legais federais sobre o assunto e abordou também algumas das questões éticas e financeiras envolvidas.

Para garantir a segurança dos consumidores norte-americanos, o Congresso promulgou a Lei Federal dos Alimentos, Medicamentos e Cosméticos (FDCA), que exige que os novos medicamentos demonstrem segurança e eficácia para as suas indicações. A FDA administra a FDCA e deve determinar se um medicamento é seguro e eficaz. Os regulamentos da FDA relacionados com a FDCA resultaram na exigência de testes relativamente longos e extensos em animais e humanos, com procedimentos de teste difíceis. Este processo impede que os medicamentos mais perigosos e inúteis cheguem ao mercado, mas resulta em

Por cada medicamento bem sucedido, cerca de 4.000 são rejeitados. Na prática, o custo da descoberta e do desenvolvimento de um novo medicamento nos EUA pode ultrapassar os 75 milhões de dólares e o tempo necessário para que um medicamento passe do estado de investigação para a aprovação da FDA pode demorar até 10 anos. Este facto, por sua vez, levou alguns médicos americanos a utilizar agentes aprovados pela FDA. "Independentemente da causa original, com base em discussões entre médicos e relatos na literatura médica, estão a ser passadas receitas para utilizações não divulgadas, de modo a que algumas utilizações não divulgadas sejam amplamente utilizadas antes de as novas utilizações serem aprovadas pela FDA. Esta utilização de medicamentos aprovados pela FDA para utilizações não divulgadas (off-label) levanta muitas questões legais e éticas. Os médicos precisam de ter conhecimentos nesta área.

Por outro lado, Diana Silva, Ignacio Ansotegui e Mário Morais-Almeida (2014) discutiram as prescrições off-label para doenças alérgicas em crianças. Descobriram que uma elevada percentagem de prescrições para tratamentos de alergia na prática clínica diária são prescrições off-label. Os médicos debatem-se diariamente com a responsabilidade de ponderar a relação risco-benefício da prescrição off-label, envolvendo simultaneamente os doentes e as suas famílias nesta decisão. É fundamental sensibilizar para esta realidade, não só os médicos, mas também as organizações mundiais e as autoridades competentes. Devem ser introduzidas novas medidas para monitorizar o uso off-label, nomeadamente através da criação de bases de dados populacionais. São necessárias novas propostas para corrigir a incoerência entre as prioridades da investigação de medicamentos pediátricos, que muitas vezes depende de motivos comerciais, para que esta responda às necessidades reais das crianças, nomeadamente nas áreas respiratória e alérgica.

A maioria dos medicamentos prescritos não foi testada em crianças, e a segurança e a eficácia dos medicamentos pediátricos são frequentemente apoiadas pela baixa qualidade das provas. Na Europa, a percentagem de medicamentos autorizados para crianças é de 33,3%. Este facto deve-se à falta de investigação clínica nesta população devido a questões éticas, científicas e técnicas, bem como a prioridades comerciais. A maioria das terapias prescritas às crianças é, por conseguinte, utilizada fora das indicações autorizadas ou numa base não autorizada.

Para ultrapassar estas limitações, foram envidados esforços legislativos e regulamentares a nível mundial com o objetivo de permitir uma investigação adequada na população pediátrica, incentivados pelas orientações da Conferência Internacional sobre Harmonização (CIH) para os ensaios clínicos de medicamentos na população pediátrica. Desde 1997, a Food and Drug Administration (FDA) dos Estados Unidos da América (EUA) lançou várias iniciativas regulamentares/legislativas (Pediatric Rule

Regulamento de 1998; Lei sobre os Melhores Medicamentos para as Crianças, de 2002, e Lei sobre a Equidade da Investigação Pediátrica, de 2003). Na Europa (UE), seguida dos EUA, foram introduzidos novos regulamentos desde janeiro de 2007. Em ambos os continentes, foram tomadas medidas que incluem incentivos financeiros para a indústria, mais seis meses de proteção de patentes e mais dois anos de exclusividade de mercado para os medicamentos órfãos. Além disso, a Organização Mundial de Saúde (OMS) adoptou, em 2007, a resolução WHA60.20 "Melhores Medicamentos para as Crianças", com o objetivo de empreender actividades para melhorar a investigação, a regulamentação e a racionalização dos medicamentos pediátricos. Uma das medidas mais importantes foi a criação da Lista Modelo de Medicamentos Essenciais para Uso Pediátrico, que se encontra atualmente na sua quarta versão. No entanto, continuam a existir grandes discrepâncias entre os padrões de prescrição de medicamentos para crianças e os medicamentos aos quais é concedida exclusividade pediátrica. Nos últimos cinco anos de vigência do regulamento pediátrico da Agência Europeia de Medicamentos (EMA) [Regulamento (CE) n.º 1901/2006], foram efectuados 600 planos de investigação pediátrica (PIP), dos quais 453 diziam respeito a medicamentos ainda não autorizados e os restantes a novas indicações. No entanto, nenhuma área terapêutica específica foi mais considerada do que outra, e os domínios da pneumologia e da alergologia representaram apenas 4% dos PIP. Ao mesmo tempo, 30% dos medicamentos prescritos às crianças destinam-se ao sistema respiratório. Isto indica que os estudos pediátricos ainda não respondem às necessidades reais do desenvolvimento de medicamentos pediátricos, apesar de estarem agora disponíveis mais medicamentos para crianças em geral. A maior parte dos medicamentos existentes no mercado, especialmente os que são considerados para o tratamento de doenças alérgicas, ainda não foram especificamente testados em crianças, sobretudo nas mais pequenas.

Numa iniciativa conjunta, a Academia Europeia de Alergologia e Imunologia Clínica (EAACI), a rede de excelência financiada pela UE Global Allergy and Asthma European Network (GA2LEN), o Fórum Europeu de Dermatologia (EDF) e a Organização Mundial de Alergia (WAO) publicaram uma diretriz sobre o tratamento da urticária. A diretriz recomenda a utilização de anti-histamínicos orais em doses gradualmente crescentes até quatro vezes a dose recomendada como tratamento inicial para a urticária. Estas novas recomendações também se aplicam às crianças, pelo que a dose deve ser ajustada em função do peso. Estudos recentes aleatorizados, em dupla ocultação e controlados por placebo em adultos apoiam a eficácia e a segurança desta dosagem ascendente, particularmente na urticária fria. No entanto, na ausência de estudos controlados em crianças, estas alterações não foram actualizadas nas informações de prescrição dos anti-histamínicos no mercado e, como já foi referido, poucos deles foram realmente estudados quanto à sua eficácia a longo prazo em crianças. Isto explica o facto de grande parte da utilização de anti-histamínicos fora da indicação ser devida à prescrição de uma dose diferente. Nas doenças crónicas, são importantes não só a eficácia e a segurança, mas também a adesão ao tratamento. Crianças As formulações pediátricas, ou seja, para crianças com menos de seis anos de idade, são geralmente líquidas e é necessário torná-las estáveis, estéreis, cómodas e duradouras. medida que as crianças crescem, as doses dos medicamentos devem ser ajustadas em função do peso e, para evitar erros de dosagem, devem estar disponíveis meios que permitam uma dosagem exacta destas formulações líquidas. Na dermatite atópica, considera-se que os anti-histamínicos têm também um potencial benefício na redução do prurido e, embora não haja provas que apoiem o seu papel no tratamento, podem ser úteis na redução deste sintoma incómodo nas crianças.

De acordo com as diretrizes recentemente publicadas para a dermatite atópica, o principal tratamento é a hidratação da pele, a administração tópica de medicamentos anti-inflamatórios e a terapia antipruriginosa. Os corticosteróides tópicos ou os inibidores da calcineurina tópicos são utilizados como medicamentos anti-inflamatórios. Existem inúmeras substâncias disponíveis para os corticosteróides tópicos, que são agrupadas de acordo com a sua potência. Os corticosteróides potentes e muito potentes (Grupo III e IV) são mais susceptíveis de causar efeitos secundários sistémicos ou locais (como supressão suprarrenal, atrofia cutânea ou estrias) do que os do Grupo I (ligeiros) e II (moderadamente potentes); por conseguinte, os primeiros devem ser evitados para o tratamento de bebés, uma vez que são propensos a sobredosagem devido à relação entre a área de superfície e o peso corporal e à maturação da função de barreira da pele relacionada com a idade. De acordo com a FDA, a utilização destes produtos é também limitada pela idade e pela duração do tratamento. Os corticosteróides tópicos foram ainda prescritos fora das indicações aprovadas em 13% de todas as prescrições, 58% das quais para doses elevadas, especialmente na faixa etária do nascimento aos 4 anos. As diretrizes mais recentes recomendam a administração de uma pequena quantidade de corticosteróides tópicos duas a três vezes por semana para a atividade ligeira da doença até se atingir uma dose mensal média de 15 g em bebés, 30 g em crianças e até 60 a 90 g em adolescentes e adultos.

Atualmente, as novas alternativas anti-inflamatórias tópicas incluem os inibidores da calcineurina e os corticosteróides de quarta geração. Estes corticosteróides de quarta geração, como o aceponato de metilprednisolona, parecem ter uma relação risco-benefício favorável neste grupo etário. No que diz respeito aos imunomoduladores tópicos, os inibidores da calcineurina, como o tacrolimus e o pimecrolimus, que não causam atrofia cutânea, são preferidos para o tratamento a longo prazo e para a utilização em zonas sensíveis do corpo, como a região das pálpebras, a pele perioral, a zona genital, a axila ou a prega da virilha. Devido ao efeito imunossupressor destes medicamentos, existe o receio de que possam favorecer infecções cutâneas e doenças malignas, nomeadamente linfomas, após um tratamento prolongado. Estes medicamentos só são aprovados pela FDA e pela EMA para crianças com mais de dois anos de idade. Devido à elevada prevalência da dermatite atópica nas crianças, com mais de 60% dos casos a iniciarem-se no primeiro ano de vida, esta tende a afetar áreas mais sensíveis da pele e tem um rácio maior entre a área de superfície corporal e o volume, o que pode aumentar a

O risco de exposição sistémica aos corticosteróides levou a um aumento da utilização de inibidores tópicos da calcineurina. O uso off-label, particularmente em crianças pequenas nos EUA, atingiu uma elevada frequência de prescrições em 2004, aproximadamente 525.000 (14% das prescrições anuais) para pimecrolimus e 69.000 (7%) para tacrolimus. Este facto levou a FDA a colocar um aviso de caixa negra nos rótulos do tacrolimus e do pimecrolimus tópicos em 2005, que foi alterado para um aviso de caixa em 2006. No entanto, a discussão continuou e, apesar dos dados epidemiológicos extensivos, a FDA mantém atualmente que "existe a possibilidade de uma associação". No entanto, as diretrizes recomendam que os médicos utilizem pomada de tacrolimus, especialmente para eczema na face, pálpebras e pregas cutâneas que não respondem a esteróides tópicos de baixa potência em crianças com mais de dois anos de idade. Um outro medicamento sistémico para o tratamento da dermatite atópica que também é recomendado em crianças e adolescentes é a ciclosporina, mas esta é reservada para os casos mais graves que não respondem ao tratamento clássico e que normalmente requerem tratamento especializado.

Parikh e colegas (2014) escreveram sobre a utilização frequente de terapias para a acne não autorizadas em crianças com menos de 12 anos nos EUA. A acne é cada vez mais comum em grupos etários mais jovens, mas a maioria dos tratamentos disponíveis são considerados off-label em crianças pequenas. Como a epidemiologia da acne se alterou nos últimos 20 anos, passando a incluir crianças mais novas, nem os reguladores, nem as empresas farmacêuticas, nem os clínicos compreenderam a necessidade ou o valor das sanções regulamentares para problemas que os médicos usaram o julgamento clínico para tratar. O objetivo do estudo foi analisar a prevalência do tratamento off-label da acne em relação à idade e a outros factores demográficos. Pesquisaram o National Ambulatory Medical Care Survey de 1993 a 2010 para consultas em crianças com menos de 12 anos de idade com um diagnóstico de Classificação Internacional de Doenças, Nona Revisão, código 706.1. Tabularam os principais tratamentos para a acne e avaliaram os factores associados à prescrição off-label. Os tratamentos para a acne não autorizados, mas adequados, foram utilizados em 29% das consultas sobre acne em crianças com menos de 12 anos de idade. Os dermatologistas prescreveram tratamentos off-label mais frequentemente do que os pediatras ($p < 0,001$). Os tratamentos off-label mais frequentemente utilizados foram os retinóides tópicos, seguidos dos antibióticos orais. Não se registou uma tendência significativa na taxa de prescrição off-label ao longo do tempo ($p = 0,40$). O tratamento off-label é o padrão de tratamento para crianças pequenas com acne. Mais dados sobre a utilização de retinóides tópicos em crianças pequenas irão melhorar a nossa compreensão da sua utilização, o que poderá ajudar a otimizar os resultados do tratamento em crianças com acne.

Kelly e colegas (2012) escreveram sobre a ética em dermatologia pediátrica e destacaram o conceito da relação médico-pais-paciente como central para

Estudo da ética médica em dermatologia pediátrica. Os direitos das crianças na tomada de decisões médicas não são claros e os pais e os médicos sobrepõem-se frequentemente à autonomia da criança quando se considera que um determinado tratamento é do seu interesse. O recurso à contenção física para obrigar a um tratamento deve ser justificado e, sempre que possível, deve ser feita uma tentativa razoável para garantir a cooperação da criança. A fotografia médica é fundamental para a prática da dermatologia pediátrica, uma vez que permite a observação em série das lesões cutâneas ao longo do tempo. Devem ser seguidas as diretrizes e normas estabelecidas. Os autores constataram que os dermatologistas pediátricos prescrevem frequentemente medicamentos fora das indicações aprovadas; se seguirem as normas profissionais estabelecidas e prescreverem com uma intenção genuína, a prescrição fora das indicações aprovadas pode ser adequada e racional.

Christopher W., Christopher B. e William L. (2012) da Mayo Clinic, EUA, tentaram responder às dez perguntas mais frequentes sobre o uso off-label de medicamentos. No seu artigo, foram apresentadas e respondidas dez perguntas sobre a utilização de medicamentos off-label (OLDU) para clarificar o significado, a amplitude da utilização, a aceitabilidade e as responsabilidades desta prática. O OLDU é um termo polarizador porque pode ser associado a grandes benefícios ou danos para os doentes. Para além disso, a OLDU, juntamente com as alegações de promoção da OLDU por parte das empresas farmacêuticas, tem sido a causa de extensos litígios e, no passado, de grandes acordos extrajudiciais. Consequentemente, todos os profissionais de saúde já ouviram provavelmente o termo OLDU, mas suspeitam que muitos não apreciam totalmente a definição, a prevalência e o impacto do OLDU.

Capítulo 4

Discussão:

O termo "utilização de medicamentos off-label" (OLDU) é frequentemente utilizado na literatura médica, na formação médica contínua e nos meios de comunicação social, mas muitos profissionais de saúde não estão suficientemente conscientes da sua definição, prevalência e impacto. Este artigo apresenta e identifica os principais factores de risco da maioria dos medicamentos não licenciados e não autorizados utilizados em todo o mundo para o tratamento de doenças da pele. Examina também em pormenor as tendências éticas e legais, os padrões, os métodos de prevenção, as possíveis soluções e as recomendações relacionadas com a utilização de medicamentos não autorizados e não autorizados em dermatologia.

A utilização "off-label" envolve a prescrição de medicamentos para indicações ou a utilização de uma dosagem ou forma de dosagem que não tenha sido aprovada pela Food and Drug Administration dos EUA. Uma vez que a Food and Drug Administration não regula a prática da medicina, a OLDU tem-se generalizado. A OLDU ocorre em todas as especialidades médicas, mas é mais comum em áreas médicas em que a população de doentes tem menos probabilidades de ser incluída em ensaios clínicos (por exemplo, doentes pediátricos, grávidas ou psiquiátricos) ou para uso externo, como a dermatologia. As empresas farmacêuticas não estão autorizadas a promover os seus medicamentos para uso não autorizado, o que levou a vários acordos de indemnização por comercialização ilegal. Para limitar a responsabilidade, os médicos só devem prescrever medicamentos para indicações que considerem ser no melhor interesse do doente. Para além disso, os profissionais de saúde devem informar-se sobre a OLDU para poderem pesar os riscos e os benefícios e proporcionar o melhor tratamento possível aos seus doentes.

Capítulo 5

As fases de desenvolvimento, ensaio e prescrição de medicamentos

5.1 As fases de desenvolvimento e ensaio de medicamentos:

O percurso de um medicamento desde o laboratório até ao armário dos medicamentos é normalmente longo e cada medicamento segue o seu próprio caminho, o que explica o facto de apenas um número limitado de medicamentos ser aprovado pela FDA.

Os problemas mais comuns incluem questões de segurança inesperadas ou a falta de provas da eficácia de um medicamento. Um promotor pode ter de efetuar estudos adicionais - talvez estudos com mais pessoas, com diferentes tipos de pessoas ou durante um período de tempo mais longo. Os problemas de fabrico são também uma das razões pelas quais uma autorização de introdução no mercado pode ser adiada ou recusada. Os medicamentos devem ser fabricados de acordo com normas designadas por boas práticas de fabrico e a FDA inspecciona as instalações de fabrico antes de um medicamento poder ser aprovado. Se uma instalação não estiver pronta para a inspeção, a aprovação pode ser adiada. Quaisquer deficiências de fabrico encontradas devem ser corrigidas antes da aprovação.

Investigational New Drug Application (IND) - A indústria farmacêutica procura por vezes aconselhamento junto da FDA antes de apresentar um IND.

1- Testado em animais

Patrocinadores - empresas, instituições de investigação e outras organizações que assumem a responsabilidade pelo desenvolvimento de um medicamento. Devem apresentar à FDA os resultados dos ensaios pré-clínicos em animais de laboratório e explicar o que tencionam fazer com os seres humanos

ensaios. Nesta fase, a FDA decide se é razoavelmente seguro para a empresa prosseguir com os ensaios do medicamento em seres humanos.

2- Aplicação IND

Ensaios clínicos - Os ensaios de medicamentos em humanos só podem começar depois de um IND ter sido revisto pela FDA e por um Comité de Revisão Institucional (IRB) local. O IRB é um painel de cientistas e não cientistas de hospitais e instituições de investigação que supervisiona a investigação clínica.

Os IRBs aprovam os protocolos dos ensaios clínicos, que descrevem os tipos de sujeitos que podem participar no ensaio, o calendário de testes e procedimentos, os medicamentos e dosagens a serem estudados, a duração do ensaio, os objectivos do ensaio e outros detalhes. Os IRBs asseguram que o ensaio é aceitável, que os participantes deram o seu consentimento informado e estão plenamente informados dos seus riscos, e que os investigadores tomam as medidas adequadas para proteger os doentes de danos.

3- Ensaio clínico de fase 1

Os estudos de fase 1 são normalmente efectuados em voluntários saudáveis. O objetivo é determinar os efeitos secundários mais comuns do medicamento e, frequentemente, também a forma como o medicamento é metabolizado e excretado. O número de indivíduos testados situa-se normalmente entre 20 e 80.

4- Ensaio clínico de fase 2

Os estudos de fase 2 começam quando os estudos de fase 1 não revelaram qualquer toxicidade inaceitável. Enquanto a Fase 1 se centra na segurança, a Fase 2 centra-se na eficácia. O objetivo desta fase é obter dados preliminares sobre se o medicamento funciona em pessoas com uma determinada doença ou patologia. Em ensaios controlados, os doentes que recebem o medicamento são comparados com doentes semelhantes que recebem outro tratamento - normalmente uma substância inativa (placebo) ou outro medicamento. A segurança é também avaliada e os efeitos secundários a curto prazo são investigados. Regra geral, o número de indivíduos nos ensaios de fase 2 varia entre algumas dezenas e cerca de 300.

5- Ensaio clínico de fase 3

No final da Fase 2, a FDA e o promotor tentam chegar a um acordo sobre a forma como os estudos em grande escala serão efectuados na Fase 3. A frequência com que a FDA se reúne com um promotor varia, mas este é um dos dois pontos de encontro mais comuns antes da apresentação de um pedido de autorização de introdução de um novo medicamento. O outro momento mais comum é antes da apresentação de um pedido de autorização de introdução de um novo medicamento.

Os ensaios de fase 3 terão início quando a fase 2 tiver demonstrado eficácia. Nestes estudos, são recolhidas mais informações sobre a segurança e a eficácia, sendo investigados diferentes grupos populacionais e diferentes dosagens e sendo o medicamento utilizado em combinação com outros medicamentos. O número de indivíduos varia normalmente entre algumas centenas e cerca de 3.000 pessoas.

6- Reunião de revisão

Os estudos de compromisso e de requisitos pós-comercialização são exigidos ou acordados com um promotor e são efectuados depois de a FDA ter aprovado um produto para comercialização. A FDA utiliza estudos de compromisso e de requisitos pós-comercialização para recolher informações adicionais sobre a segurança, eficácia ou utilização óptima de um produto.

7- Pedido de NDA

Pedido de autorização de introdução no mercado de um novo medicamento (NDA) - É o passo formal que um patrocinador de um medicamento dá para solicitar à FDA a aprovação de um novo medicamento para comercialização nos Estados Unidos. Uma NDA inclui todos os dados relativos a animais e seres humanos e as análises desses dados, bem como informações sobre o comportamento do medicamento no organismo e o modo como é fabricado.

8- Pedido verificado

Quando um pedido de NDA é recebido, a FDA tem 60 dias para decidir se deve ser apresentado para análise. A FDA pode recusar a apresentação de um pedido incompleto. Por exemplo, podem faltar alguns estudos necessários. Ao abrigo da lei Prescription Drug User Fee Act (PDUFA), o Centro de Avaliação e Investigação de Medicamentos (CDER) da FDA espera que pelo menos 90% dos pedidos de autorização de introdução no mercado de medicamentos convencionais sejam analisados e processados no prazo de dez meses após a sua receção. O objetivo para os medicamentos prioritários é de seis meses.

5.2 Prescrição de medicamentos:

5.2.1 Quem é que está autorizado a passar uma receita médica (de um medicamento on-label ou mesmo off-label)? Para responder a esta pergunta, leia o seguinte:

Um prescritor é um profissional de saúde que pode passar uma receita médica. Isto aplica-se tanto às receitas hospitalares como às receitas privadas.

Os profissionais adequados podem ser: prescritores independentes e prescritores adicionais.

5.2.2 Prescritores independentes

Os prescritores independentes são profissionais de saúde responsáveis pelas seguintes tarefas: Avaliar a condição médica do paciente e tomar decisões clínicas sobre o tratamento da condição, incluindo a prescrição de medicamentos.

Estes incluem Médicos, por exemplo Médicos de clínica geral ou hospitalares, dentistas que podem prescrever medicamentos para tratar doenças dentárias, enfermeiros, farmacêuticos (prescritores independentes que podem prescrever todos os medicamentos para todas as doenças da sua competência, incluindo alguns medicamentos controlados (exceto diamorfina, cocaína e dipipanona para o tratamento da dependência)) e ópticos (prescritores independentes que podem prescrever todos os medicamentos para doenças que afectam os olhos e os tecidos circundantes, mas não podem prescrever medicamentos controlados de forma independente).

5.2.3 Prescritores suplementares

Os prescritores suplementares são responsáveis pela continuação dos cuidados de saúde depois de um prescritor independente ter avaliado o estado clínico de um doente. Trabalham com o prescritor independente para cumprir um plano de tratamento clínico acordado entre os prescritores e o doente.

Os prescritores adicionais incluem: Enfermeiros/parteiras, farmacêuticos, podologistas (especialistas em quiropodia), fisioterapeutas (profissionais de saúde que utilizam técnicas físicas, como a massagem e a manipulação, para promover a cura), radiologistas de diagnóstico e terapêutica (especialistas na utilização de técnicas de imagiologia médica, como os raios X), optometristas (profissionais de saúde que examinam os olhos, efectuam testes de visão, prescrevem e dispensam óculos e lentes de contacto)

Um prescritor adicional pode prescrever qualquer medicamento, incluindo medicamentos controlados, para qualquer doença pela qual seja responsável ao abrigo do plano de cuidados clínicos acordado. Por exemplo, um médico de clínica geral (um prescritor independente) pode avaliar a doença pulmonar obstrutiva crónica (DPOC) e encaminhá-lo para um fisioterapeuta especializado (um prescritor adicional) para gerir os seus cuidados a longo prazo. O fisioterapeuta pode prescrever medicamentos, como inaladores, no âmbito de um plano de tratamento clínico.

Capítulo 6

Alguns exemplos da utilização de medicamentos off-label em dermatologia:

Os medicamentos off-label parecem ser habitualmente prescritos na prática clínica em dermatologia e variam consoante o país, o contexto de internamento e de ambulatório e a idade. Os exemplos seguintes mostram que a utilização de medicamentos off-label em dermatologia é muito comum:

Devido ao seu mecanismo de ação único, os retinóides tópicos são amplamente prescritos em dermatologia, tanto para os fins indicados como para várias utilizações off-label úteis e baseadas na evidência. Para clínicos experientes, a prescrição off-label pode ser eficaz e até prática. Um estudo recente que examinou a prescrição off-label no tratamento de doenças da pele concluiu que a prescrição off-label é atualmente uma prática corrente no tratamento de doenças da pele (Sugarman, Fleischer, & Feldman, 2002). No entanto, os médicos que prescrevem, dispensam ou administram medicamentos para uso off-label devem estar plenamente conscientes das razões para tal uso e da potencial responsabilidade legal (Keltz, 2003).

Os médicos devem considerar a utilização de um retinoide tópico como tratamento inicial para a acne (Wolf, 2002). Este reverte o espessamento do estrato córneo e a descamação anormal dos queratinócitos (Verschoore et al., 1993). A terapia da acne com retinóides pode ser frustrante no início. Nas primeiras 2 a 4 semanas de terapia, a acne frequentemente piora à medida que o epitélio folicular se solta. Felizmente, no final do segundo mês, verifica-se normalmente uma melhoria acentuada da acne (Prystowsky, 2001) e a irritação diminui. Para melhorar a adesão, o doente deve ser informado sobre estes efeitos secundários esperados.

Os retinóides tópicos são frequentemente utilizados off-label para o tratamento de queratoses actínicas (QAs/lesões pré-cancerosas) e lentigos actínicos (sardas), uma vez que reduzem a melanogénese e têm um efeito antiproliferativo, antipromocional e prodiferencial (Goldfarb, 2000). Embora o número efetivo de lentigos solares não seja alterado pelo adapaleno, verifica-se uma melhoria da pigmentação discreta e uma redução significativa da cor (Goldfarb, 2000). A tretinoína tópica reduz o número de QAs no rosto em cerca de 50% quando utilizada como monoterapia durante pelo menos 6 meses (Prystowsky, 2001). A tretinoína tópica trata eficazmente o fotodano. Estudos em humanos demonstraram que a tretinoína não é carcinogénica e pode prevenir a formação de lesões induzidas pelos raios UV (Baumann, 2003). Como a tretinoína tópica é capaz de normalizar a diferenciação do epitélio displásico nas QAs, pode ser considerada para a quimioprevenção das QAs.

Doentes com elevado risco de carcinoma basocelular ou espinocelular (Prystowsky, 2001). Os retinóides são uma alternativa para os doentes com fotodano significativo que não têm objecções ao uso off-label, que podem estar em risco de desenvolver QAs e que procuram uma terapia suave (Goldfarb, 2000).

Os receptores de transplantes constituem um subgrupo especial de pessoas para as quais as consequências dos danos solares são ainda mais perigosas. No prazo de 5 anos após a imunossupressão, os tumores de pele pré-malignos, como as QA e a doença de Bowen, e os cancros de pele, como o carcinoma espinocelular (CEC) e o carcinoma basocelular, surgem em 40% dos receptores de transplantes (Stockfleth, Ulrich, Meyer, & Christophers, 2002). O tratamento precoce e preventivo pode travar o desenvolvimento de CEC invasivo (Euvrard, 2000). Os retinóides tópicos podem muitas vezes ser uma alternativa favorável à crioterapia e a outras terapias destrutivas em indivíduos com lesões múltiplas (Stockfleth et al., 2002).

O tratamento quimiopreventivo com retinóides foi investigado em doentes com carcinoma da orofaringe. O mecanismo de ação da vitamina A modula o crescimento e a diferenciação das células, e uma deficiência de vitamina A aumenta a suscetibilidade à carcinogénese. Os efeitos secundários da aplicação tópica são mínimos. Foi observada a supressão da leucoplasia oral com a aplicação direta de ácido retinóico. O tratamento pode ser justificado em doentes com lesões recorrentes e persistentes que, de outra forma, poderiam progredir (Gorsky & Epstein, 2002).

A rosácea é uma doença de pele inflamatória comum, multifatorial e multifásica, em que a vermelhidão e o rubor crónicos provocam a dilatação permanente dos vasos sanguíneos (telangiectasia). Embora não exista uma cura conhecida, a rosácea pode ser tratada e controlada com medicação (Bergfeld, 1999). Muitas das terapêuticas de primeira linha revelaram-se ineficazes nesta doença. Num estudo comparativo sobre a eficácia da tretinoína tópica e da isotretinoína oral de baixa dosagem no tratamento da rosácea, verificou-se que a isotretinoína oral de baixa dosagem e o creme de tretinoína tópica eram benéficos no tratamento da rosácea grave ou recorrente (Ertl, Levine, & Klingman, 1994). Os medicamentos sistémicos não são isentos de riscos. Se possível, o risco de efeitos secundários sistémicos deve ser minimizado. Estudos clínicos recentes sugerem que a tretinoína tópica minimiza as manifestações da rosácea papular-pustulosa num período de tratamento relativamente curto (Bergfeld, 1999). Os retinóides tópicos têm sido frequentemente considerados um tratamento controverso para a rosácea, devido à vermelhidão, ao ardor e à descamação da pele que lhes estão associados. No entanto, esta irritação é normalmente apenas temporária. De acordo com uma análise recente da literatura, os tratamentos atualmente eficazes incluem a terapêutica com retinóides tópicos e orais, a terapêutica com vitamina C tópica e a cirurgia estética, para além da tradicional prevenção dos factores desencadeantes e da terapêutica com antibióticos tópicos e orais (Cohen & Tiemstra, 2002).

As infecções pelo papilomavírus humano (HPV) estão disseminadas e causam uma variedade de lesões clínicas benignas na pele e nas membranas mucosas (Fitzpatrick et al., 1997). O ácido retinóico tópico mostrou resultados moderados e favoráveis no tratamento da verruga plantar e da verruga plana (Verschoore, 1993). A tretinoína tópica é frequentemente benéfica no tratamento da verruga facial. Como dermatologistas, verificámos que o tratamento da verruga facial com tretinoína é menos irritante e comparativamente mais eficaz do que o imiquimod (Aldara).

O aumento da proliferação epidérmica e a formação de colagénio contribuem para a melhoria das cicatrizes hipertróficas, quelóides e cicatrizes de acne (Verschoore, 1993). Num estudo aberto, multicêntrico e prospetivo, a tretinoína tópica 0,1% melhorou significativamente o aspeto clínico das estrias relacionadas com a gravidez (Rangel, Arias, Garcia, & Lopez-Padilla, 2001). As estrias causadas por aumento de peso ou distúrbios endócrinos também podem beneficiar da terapia tópica com retinóides.

O líquen plano (LP) é uma dermatose inflamatória aguda ou crónica que afecta a pele e/ou as membranas mucosas. O ácido retinóico tópico (tretinoína) é uma terapia de manutenção eficaz para o líquen plano cutâneo e pode ajudar a prevenir a recorrência (Verschoore, 1993). Isto deve-se muito provavelmente ao aumento da proliferação epidérmica e ao efeito formador de colagénio dos retinóides tópicos. A razão para a utilização do tazaroteno no líquen plano oral (LPB) é o seu efeito regulador no crescimento e diferenciação dos queratinócitos e na inflamação (Petruzzi et al., 2002). Em comparação com o grupo de controlo, o tazaroteno tópico mostrou uma redução significativa das lesões e dos efeitos secundários transitórios (ardor e alterações do paladar). O tazaroteno tópico poderia ser um agente terapêutico valioso para o tratamento do líquen plano oral hiperqueratótico (Petruzzi et al., 2002).

O melasma é uma hiperpigmentação adquirida de cor castanha clara ou escura que se desenvolve rapidamente. Limita-se a áreas expostas ao sol, normalmente o rosto. A predisposição genética, a radiação UV, as hormonas e vários medicamentos foram identificados como factores importantes no desenvolvimento do melasma. O tratamento consiste em proteção solar, um creme de hidroquinona a 4% duas vezes por dia e um creme adicional de tretinoína (0,05% a 0,1%) antes de ir para a cama. Os banhos de sol são contra-indicados, uma vez que podem levar à reversão dos meses de terapia tópica. A tretinoína é bastante bem tolerada e aumenta a eficácia da hidroquinona (Pathak, Fitzpatrick, & Kraus, 1986). Os doentes com melasma dérmico não respondem bem à hidroquinona e à tretinoína. Os melhores resultados terapêuticos são obtidos em doentes com melasma epidérmico ou misto (Pathak et al., 1986). O exame com a lâmpada de Wood é útil para diferenciar o envolvimento do melasma na pele

Fotótipos I a IV e acentua o melasma epidérmico, não o melasma dérmico. É inútil para os fototipos de pele V e VI (McMichael, 2003).

A doença de Darier é uma genodermatose rara e incurável que afecta aproximadamente 1 em 55.000 pessoas (English, 2000). Esta doença está frequentemente associada a erupções cutâneas desfigurantes, simétricas, generalizadas e com prurido nas zonas seborreicas, que podem ser malcheirosas e afetar frequentemente a autoestima e a qualidade de vida das pessoas afectadas. Os retinóides (orais e tópicos) são eficazes no tratamento da doença de Darier; no entanto, o mecanismo de ação não é conhecido (English, 2000). Os retinóides orais são o tratamento mais eficaz, mas estão associados a efeitos secundários incómodos (Cooper & Burge, 2003). Estudos de caso relataram um bom sucesso com o uso de tazaroteno gel e adapaleno gel para esta condição (English, 2000).

O pré-tratamento da pele com ácido all-trans-retinóico (tretinoína) pode melhorar a cicatrização de feridas. Os efeitos histológicos da tretinoína mostram um espessamento do estrato córneo, acantose epidérmica com correção da atipia, um aumento dos pequenos vasos e um aumento da celularidade na derme superior. A tretinoína acelera dramaticamente a cicatrização de feridas na pele fotodanificada (Popp, Klingman, & Stoudemayer, 1995). O pré-tratamento da pele com tretinoína tópica pode encurtar o tempo de cicatrização em doentes submetidos a electroepilação (Anthony, Miller, & Dinehart, 1991). O pré-tratamento com ácido all-trans-retinóico tópico (tretinoína) também inverteu a cicatrização de feridas em ratos geneticamente diabéticos (Kitano, Yoshimura, Uchida, Sato, & Harii, 2001).

A utilização de retinóides tópicos na cicatrização de feridas está a florescer. O ácido retinóico inverte o efeito inibitório dos glucocorticóides na cicatrização de feridas e acelera a formação de tecido de granulação saudável. O pré-tratamento com tretinoína antes de lesões epidérmicas, como o peeling químico e a dermoabrasão, acelera a cicatrização de feridas. A terapia com tretinoína a curto prazo é um novo método para tratar úlceras crónicas e estimular a formação de tecido de granulação (Paquette, Badiavas, & Falanga, 2001). Uma comparação entre a tretinoína, o adapaleno e a colagenase num modelo experimental de cicatrização de feridas mostrou que a tretinoína e o adapaleno contribuíram para a cicatrização de feridas, levando a um aumento da produção de colagénio, da angiogénese e da formação de tecido de granulação (Basak et al., 2002).

A paraqueratose granular é uma dermatose adquirida rara, caracterizada por pápulas queratóticas nas regiões intertriginosas. Num relato de caso recente, foi demonstrado que estas lesões na axila desaparecem rapidamente com a administração tópica de tretinoína (Brown & Heilman, 2002).

Trata-se de uma formação óssea extra-esquelética primária que ocorre na pele. A aplicação tópica de tretinoína reduz o número de pápulas no rosto dos doentes que sofrem desta doença. O tempo de resposta varia entre algumas semanas e 6 meses. A tretinoína em creme pode ser considerada no tratamento do osteoma cutâneo miliar múltiplo do rosto, especialmente quando as lesões são pequenas e superficiais (Cohen, Chetov, Cagnano, Naimer, & Vardy, 2001).Os doentes com alopecia areata podem ter uma queda de cabelo irregular ou confluente no couro cabeludo e/ou no corpo. As opções de tratamento dependem da gravidade da doença e incluem irritantes/imunogénicos ou imunossupressores locais/sistémicos (Olsen, 2003). A terapia combinada é frequentemente utilizada. Foram registados resultados de tratamento positivos com a utilização de tretinoína tópica para distúrbios do crescimento do pelo (Hass & Arndt, 1986). A segurança e a eficácia da tretinoína a 0,05% e da triamcinolona intralesional adicional foram investigadas no tratamento da alopecia areata. A tretinoína tópica parece reforçar o efeito promotor do crescimento capilar da triamcinolona intralesional. A tretinoína contribui para a normalização da diferenciação celular e a conhecida dermatite retinoide pode contribuir para a estimulação do crescimento do cabelo através da indução de uma resposta imunitária. A aplicação tópica de tretinoína em combinação com minoxidil tópico também mostrou resultados promissores no tratamento da alopecia areata.Wat H. e Dytoc M. (2014) procuraram diretrizes clínicas baseadas em provas para o uso não autorizado da vitamina D tópica no tratamento de doenças da pele. A vitamina D tópica é aprovada pela Food and Drug Administration dos EUA para o tratamento da psoríase, mas também é utilizada off-label no tratamento de uma variedade de doenças de pele, apesar da falta de diretrizes baseadas em provas.Concluíram que foi feita uma recomendação moderada a forte para a utilização de vitamina D tópica em combinação com corticosteróides e fototerapia para o vitiligo e como monoterapia para várias ictioses, morfeia, pitiríase alba, prurigo nodular e erupção polimorfa luminosa. Há provas de que a vitamina D tópica é ineficaz no tratamento da queratose actínica, queratose seborreica, líquen plano, dermatite seborreica, alopécia areata, alopécia induzida por quimioterapia e cicatrizes hipertróficas.No seu estudo, concluíram que os análogos tópicos da vitamina D desempenham um papel importante no tratamento não autorizado de doenças da pele, mas que ainda são necessários estudos de maior qualidade.

Quadro 6.1: Uma lista de alguns medicamentos e das suas indicações não divulgadas:

Estas listas foram compiladas a partir da USPDI8 e da AHFS1 Drug Information.

Drug	Unlabeled Use Relevant to Dermatology	Approved Dermatologic Indications include
Acyclovir	Laser resurfacing, prophylaxis Chemical peel Wire-brush surgery	Herpes genitalis, simplex & zoster prophylaxis Varicella – treatment
Azelaic acid	Melasma caused by hyperfunctioning melanocytes	Acne vulgaris – mild to moderate
Cimetidine	Urticaria, acute in combination with an antihistamine Warts	
Clindamycin topical	Eczema, infected Folliculitis caused by S. aureus.	Impetigo, localized caused by S. aureus and beta-hemolytic streptococci, including S. pyogenes
Clofazimine	Has Orphan Drug status for: Leprosy, lepromatous (Hansen's disease) Leprosy, dapsone resistant Other leprosy associated disease or inflammatory reactions.	
Corticosteroids	Pemphigoid Sarcoid, localized	Many inflammatory diseases are listed as

	cutaneous Vitiligo	corticosteroid responsive.
Cyclosporine	Atopic dermatitis Pyoderma gangranosum??	Transplant rejection – prophylaxis & treatment Psoriasis, chronic severe WHEN under the care of a qualified, suitably equipped specialist.
Dapsone	Actinomycotic mycetoma Cicatrial pemphigoid – desquamative gingival lesions Dermatosis, subcorneal pustular Granuloma annulare Lupus erythematosus, systemic – certain skin lesions Pemphigoid lesions with oral manifestations Polychondritis, relapsing Pyoderma gangrenosum	Leprosy (Hansen's disease) in combination with other agents Dermatitis herpetiformis
Estrogen + cyproterone	Acne in females	Acne in females (approved in Canada)
Estrogen + Progestin	Hirsutism	Acne in females also needing contraception
Isotretinoin	Acne, less severe than nodular Folliculitis Fordyce disease Severe rosacea including nodulocystic rosacea and	Acne vulgaris – severe recalcitrant nodular

	rosacea refractory to oral antibiotics Hidradenitis suppurativa Severe keratinization disorders such as ichthyosis & keratosis follicularis (Darier's) Pityriasis rubra pilaris	
Methotrexate	Dermatomyositis, systemic (polymyositis) Sarcoid Vasculitis	Mycosis fungoides, advanced Numerous cancerous conditions Psoriasis, severe, resistant, recalcitrant, disabling
Mupirocin	Eczema, infected Folliculitis, localized caused by S. aureus Skin infections, minor	Impetigo, localized caused by S. aureus and beta-hemolytic streptococci, including S. pyogenes
Nitroglycerin	Anal fissures ?? Hemorrhoids ??	
Sulfasalazine	Psoriasis	
Thalidomide	Has Orphan Drug classification for: Aphthous ulcers, in the terminally immunocompromised Graft v's host disease Kaposi's sarcoma Leprosy, reactional lepromatous Lupus erythematosus, cutaneous	Erythema nodosum leprosum

	Mycobacterial infection	
Tretinoin (retinoic acid, vitamin A acid)	Actinic keratoses hands & arms Disorders of keratinization such as keratosis follicularis Icthyosis congenita & vulgaris Melasma Post-inflammatory facial hyperpigmentation Verruca plana.	Acne vulgaris Hyperpigmentation, mottled, facial due to photoaging Skin roughness, facial, due to photoaging Wrinkling, fine facial, due to photoaging
Trimethoprim	Acne Pneumonia, Pneumocystis carinii (in the US)	Pneumonia, Pneumocystis carinii in Canada but not in the US.

6.1 Reacções adversas a medicamentos e medicamentos não autorizados (medicamentos não autorizados):

Bellis et al. investigaram a hipótese de que o estatuto de um medicamento não autorizado (OLUL) é um fator de risco para reacções adversas a medicamentos (RAM). A prescrição de medicamentos não disponíveis comercialmente e não autorizados (OLUL) está generalizada na prática pediátrica. Os autores utilizaram dados de um estudo de coorte prospetivo sobre reacções adversas a medicamentos (RAM) em doentes pediátricos internados. Foi realizado um estudo de caso-controlo aninhado num estudo de coorte prospetivo. Concluíram que os medicamentos off-label e os medicamentos não autorizados têm maior probabilidade de estar envolvidos em reacções adversas a medicamentos (RAM) do que os medicamentos autorizados. O número de medicamentos administrados é um fator de risco para as reacções adversas a medicamentos, sublinhando a necessidade de utilizar o menor número de medicamentos, na dose mais baixa e durante o período de tempo mais curto, devendo os prescritores estar constantemente vigilantes para reduzir o risco de reacções adversas a medicamentos.

Capítulo 7
Questões éticas

7.1 Consentimento plenamente informado:

O consentimento informado é o processo através do qual o prestador de cuidados de saúde fornece informações adequadas a um doente com poderes para que este possa tomar uma decisão voluntária de aceitar ou recusar um tratamento. (Appelbaum, 2007). Decorre do direito legal e ético do doente de determinar o que acontece ao seu corpo e do dever ético do médico de envolver o doente nos seus cuidados de saúde.

O principal objetivo do consentimento informado é permitir que o doente participe nas suas decisões em matéria de cuidados de saúde de uma forma informada. É geralmente reconhecido que o consentimento informado inclui uma discussão dos seguintes elementos:

7.1.1 A natureza da decisão/procedimento

7.1.2 Alternativas adequadas à ação proposta

7.1.3 Os riscos, benefícios e incertezas relevantes associados a cada alternativa

7.1.4 Avaliação da compreensão do paciente

7.1.5 A aceitação do procedimento pelo doente

Para que o consentimento do doente seja válido, este deve ser considerado capaz de tomar decisões e o seu consentimento deve ser voluntário. Em medicina, podem surgir facilmente situações coercivas. Os doentes sentem-se muitas vezes impotentes e vulneráveis. Para encorajar a voluntariedade, o médico pode deixar claro ao doente que ele está a participar num processo de tomada de decisão e não apenas a assinar um formulário. Com este entendimento, o processo de consentimento informado deve ser entendido como um convite ao doente para participar nas decisões relativas aos cuidados de saúde. O médico também é geralmente obrigado a fazer uma recomendação e a partilhar as suas considerações com o doente. A compreensão do doente é tão importante como a informação que recebe. Por conseguinte, a conversa deve ser conduzida numa linguagem leiga e a compreensão do doente deve ser verificada durante a conversa.

O consentimento básico ou simples implica que o doente seja informado do que o médico pretende fazer, que lhe sejam dadas informações básicas sobre o procedimento e que o doente concorde ou consinta com o procedimento. O consentimento refere-se à vontade do doente de concordar com um tratamento, procedimento ou cuidados clínicos. O consentimento básico é

z. Por exemplo, quando se colhe sangue de um doente que já doou sangue anteriormente. Por vezes, o consentimento para o procedimento está implícito (por exemplo, quando o doente vem para uma colheita de sangue), mas continua a ser necessária uma explicação dos elementos do procedimento. As decisões que merecem este tipo de procedimento básico de consentimento informado requerem um baixo nível de envolvimento do doente, porque existe um consenso alargado na comunidade de que o tratamento oferecido é a única ou a melhor opção e/ou existe pouco risco associado ao tratamento.

7.1.1 Informação aos doentes sobre a autorização dos seus medicamentos:

O General Medical Council (GMC) estabelece o tipo de informação que deve ser fornecida aos doentes (ou aos seus pais ou cuidadores) sobre os medicamentos propostos para prescrição, de modo a que os doentes possam tomar uma decisão informada.

Alguns medicamentos são utilizados por rotina fora dos termos da autorização de introdução no mercado. Em situações de emergência, ou quando não existe um tratamento alternativo realista e essa informação é suscetível de causar ansiedade, pode não ser adequado ou necessário fazer referência à autorização de introdução no mercado. Noutros casos, quando a prescrição de medicamentos não autorizados é apoiada por diretrizes clínicas autorizadas, pode ser suficiente descrever em termos gerais porque é que o medicamento não está autorizado para a utilização proposta ou para o grupo de doentes. Os médicos devem responder sempre de forma completa e honesta às perguntas dos doentes (ou dos seus pais ou prestadores de cuidados) sobre os medicamentos.

Se os médicos tencionarem prescrever medicamentos não autorizados, se tal não for uma prática de rotina ou se existirem alternativas autorizadas, devem explicar esse facto ao doente e explicar as suas razões para o fazer.

Os médicos devem ter cuidado ao utilizar dispositivos médicos para fins para os quais não foram concebidos.

7.1.2 Que tipos de intervenções requerem consentimento informado?

Todas as intervenções no domínio dos cuidados de saúde requerem alguma forma de consentimento do doente após discussão do procedimento com um prestador de cuidados de saúde. Os doentes preenchem um formulário de consentimento geral quando são admitidos ou tratados num estabelecimento de saúde. A maioria das instalações médicas tem políticas que especificam quais os procedimentos médicos que requerem um formulário de consentimento assinado. Estes incluem, por exemplo, cirurgia, anestesia e outros procedimentos invasivos. Estes

Os formulários assinados são o resultado de um diálogo necessário para promover a participação informada do paciente na decisão clínica.

Para uma vasta gama de decisões, o consentimento explícito por escrito não é exigido nem necessário, mas é sempre necessária uma discussão significativa. Por exemplo, um homem que esteja a considerar fazer o rastreio do marcador tumoral S100 para detetar melanoma maligno (cancro da pele) deve conhecer os argumentos relevantes a favor e contra este teste de rastreio e discuti-los em termos leigos.

A utilização de medicamentos off-label exige um padrão mais elevado de consentimento informado?

7.1.3 Que quantidade de informação é considerada "adequada"?

Como é que o doente sabe quando está suficientemente informado sobre uma intervenção proposta? A maior parte da literatura e da jurisprudência neste domínio sugere uma de três abordagens:

Norma do médico adequado: O que diria um médico típico sobre este procedimento? Esta norma permite ao médico decidir que informação deve ser partilhada. No entanto, este padrão é muitas vezes inadequado, uma vez que a maioria das investigações mostra que o médico típico diz muito pouco ao doente. Este padrão também é geralmente considerado inconsistente com os objectivos do consentimento informado, porque o foco está no médico e não no que o paciente precisa de saber.

Norma do doente adequado: O que é que um doente médio precisa de saber para participar na decisão de uma forma informada? Esta norma centra-se no que um doente típico precisa de saber para compreender a decisão em causa.

Norma subjectiva: O que é que este doente em particular precisa de saber e compreender para tomar uma decisão informada? Este padrão é o mais difícil de implementar na prática, uma vez que a informação deve ser adaptada a cada doente em particular.

Na maioria dos estados, existem leis ou casos legais que definem o padrão exigido para o consentimento informado. A melhor abordagem à questão de saber quanta informação é suficiente é aquela que cumpre a sua obrigação profissional de prestar os melhores cuidados possíveis e respeita o doente como pessoa que tem o direito de ter uma palavra a dizer nas decisões relativas aos cuidados de saúde.

7.1.4 Excepções ao consentimento plenamente informado:

Se o doente for incapaz de tomar decisões, como no caso de uma pessoa com demência, deve ser encontrado um representante autorizado ou um decisor substituto.

Falta de capacidade de decisão com tempo insuficiente para encontrar um procurador adequado sem prejudicar o doente, por exemplo, numa emergência com risco de vida em que o doente está inconsciente

Quando um doente com poderes nomeia uma pessoa de confiança para tomar decisões de tratamento em seu nome. Nalgumas culturas, os membros da família tomam decisões de tratamento em nome dos seus entes queridos. Se o paciente concordar com este acordo e tiver a certeza de que todas as perguntas sobre os seus cuidados médicos serão respondidas, o médico pode pedir o consentimento a um membro da família em vez do paciente. Nalguns países, como a Irlanda, ninguém pode consentir em nome de outra pessoa com mais de 18 anos (Appelbaum, 2007).

Na maioria dos casos, é claro se os doentes são capazes de tomar as suas próprias decisões. Por vezes, isso não é tão claro. Os doentes estão sujeitos a um stress invulgar durante uma doença e podem sentir ansiedade, medo e depressão. O stress associado à doença não deve necessariamente impedi-lo de participar nos seus próprios cuidados. No entanto, devem ser tomadas precauções para garantir que o doente é capaz de tomar boas decisões. Existem diferentes padrões de capacidade de decisão. Em geral, o médico deve avaliar a capacidade do doente para:

- Compreender a sua situação,
- compreender os riscos associados à decisão a adotar e
- Comunicar uma decisão com base nesse entendimento.

Se isto não for claro, o aconselhamento psiquiátrico pode ser útil. Naturalmente, o facto de um doente recusar um tratamento não significa, por si só, que seja mentalmente incompetente. Os doentes com capacidade têm o direito de recusar um tratamento, mesmo que este possa salvar a sua vida. No entanto, a recusa de tratamento pode ser uma indicação de que é necessário fazer uma pausa para discutir melhor as convicções do doente e compreender a sua decisão.

A capacidade de tomada de decisão de um doente é variável, dependendo da flutuação da medicação ou dos processos de doença subjacentes. Os médicos devem fazer tudo o que estiver ao seu alcance para apanhar um doente num estado lúcido - se necessário e certamente mesmo com menos medicação - para o envolver no processo de tomada de decisão. Nos doentes em delírio, a capacidade de compreender a informação aumenta e diminui.

No entanto, se for feita uma avaliação cuidadosa e documentada em cada contacto e se o doente tomar a mesma decisão repetidamente durante as fases lúcidas, isso pode representar uma capacidade de decisão suficiente para a questão em causa.

Se for determinado que o paciente é incapaz de tomar decisões sobre cuidados de saúde, um tomador de decisões substituto deve falar em seu nome. Existe uma hierarquia específica de decisores adequados definida pela lei estatal (DNR Orders during Anesthesia and Urgent Procedures, Washington State Medical Association). (A que leis se está a referir?) Se não estiver disponível um substituto adequado, espera-se que os médicos actuem no melhor interesse do doente até que seja encontrado ou nomeado um substituto. Em casos raros em que não seja possível identificar um substituto, poderá ser necessário nomear um representante autorizado pelo tribunal. Contactar o Serviço Social e a Gestão de Riscos se os médicos tiverem dificuldade em encontrar um representante legal para o doente.

7.1.5 Consentimento informado para crianças:

As crianças não são suficientemente capazes de tomar decisões para darem um consentimento esclarecido. Como o consentimento é, por definição, dado para uma intervenção na sua própria pessoa, os pais não podem dar o consentimento informado em nome dos seus filhos. Em vez disso, podem dar o consentimento informado para o tratamento. No caso de crianças mais velhas e adolescentes, o consentimento deve ser sempre obtido para além da autorização dos representantes legais. Os adolescentes e os menores de idade são legal e eticamente competentes para dar o consentimento informado se forem maiores de idade e, em muitos estados, incluindo Washington, podem dar o consentimento para questões de saúde sexual e reprodutiva, saúde mental e abuso de substâncias.

A principal responsabilidade do médico é o bem-estar da criança. Por conseguinte, se a decisão dos pais puser em risco a criança, podem ser indicadas outras medidas. Em caso de desacordo entre pais e médicos que não possa ser resolvido, pode procurar-se aconselhamento ético e, se todos os outros meios falharem, podem ser tomadas medidas legais. As crianças devem ser envolvidas na tomada de decisões a um nível adequado ao seu estádio de desenvolvimento e, sempre que possível, deve ser solicitado o seu consentimento.

7.1.6 Consentimento informado em situações de emergência:

O consentimento do doente só deve ser "presumido" e não obtido em situações de emergência, quando o doente está inconsciente ou incompetente e não há um decisor substituto disponível e as intervenções de emergência evitarão a morte ou a incapacidade. Em geral, a presença do doente na enfermaria do hospital, na unidade de cuidados intensivos ou na clínica não constitui um consentimento tácito para todos os tratamentos e procedimentos. Os desejos e valores do doente podem ser muito diferentes dos valores do médico. Enquanto o princípio do respeito pela pessoa exige que se faça o possível para envolver o doente nas decisões relativas aos cuidados de saúde que afectam a sua vida e o seu corpo, o princípio da beneficência pode exigir que o médico actue em nome do doente quando a vida deste está em jogo.

7.2 Autonomia do doente

Depois de um medicamento ter sido aprovado pela FDA para um fim específico, um médico pode prescrever esse medicamento para qualquer fim. A prescrição de um medicamento para um fim diferente daquele para o qual foi aprovado é designada por utilização "off-label". A utilização "off-label" é legal e não significa necessariamente que o medicamento esteja a ser utilizado de forma inadequada (Gazarian, M., et al., 2006). De facto, muitos médicos prescrevem um medicamento porque acreditam que é o melhor tratamento para uma determinada doença, mesmo que não tenha sido formalmente testado para ser utilizado nessa doença (Meadows, W.A. e Hollowell, B.D., 2008). A utilização "off-label" torna-se uma questão ética e não jurídica quando é introduzido o princípio do consentimento informado.

O conceito de consentimento informado, tal como é entendido atualmente, surgiu em resposta aos numerosos abusos na investigação médica em meados do século XX, entre meados da década de 1930 e meados da década de 1970, na Alemanha nazi e nos Estados Unidos. Em termos simples, o consentimento informado exige que os doentes dêem o seu consentimento a qualquer tratamento ou protocolo de investigação que um médico proponha. A parte "informada" do termo obriga-nos a perguntar: que quantidade de informação deve o paciente receber para dar o seu consentimento "informado"? (Zain, M., 2012).

O consentimento informado é um princípio concebido para garantir a autonomia do paciente. Exige que os doentes maduros sejam informados dos benefícios pretendidos e dos riscos potenciais do tratamento proposto e que os compreendam suficientemente para tomarem uma decisão informada (Veatch, R.C., 1997). Este consentimento pode ser implícito se o doente não protestar, e no caso de muitos procedimentos médicos de rotina. A FDA exige um consentimento explícito por escrito para os medicamentos utilizados a título experimental ou no âmbito de uma investigação, mas não é necessário um consentimento explícito.

para a utilização de medicamentos não autorizados, se for possível argumentar que o medicamento - como qualquer outro tratamento - é utilizado no melhor interesse do doente (Comité dos Medicamentos, 2002).

Por outro lado, há quem defenda que o uso off-label não requer consentimento informado. Podemos perguntar-nos por que razão a utilização off-label é tão frequente na prática médica quotidiana, apesar de não serem respeitados os princípios éticos e legais do consentimento informado e da tomada de decisões partilhada. A falta de apoio científico para a maioria destes tipos de utilização de medicamentos deve aumentar estas preocupações. No entanto, há quem acredite que existem razões lógicas para não informar os doentes sobre o estatuto de medicamento não autorizado e que há casos em que a utilização não autorizada é efetivamente benéfica (Zain, M., 2012).

O argumento mais comum a favor da utilização não contemplada na rotulagem dos medicamentos é que a aprovação da FDA para todas as aplicações não é economicamente viável. Isto é particularmente verdade no domínio da pediatria, em que três quartos dos medicamentos sujeitos a receita médica são utilizados fora da indicação aprovada (Gazarian, M., et al., 2006). Não é rentável para as empresas farmacêuticas voltar a autorizar medicamentos para crianças ou para outras utilizações (Committee on Drugs, 2002). Uma vez que um medicamento é considerado seguro e eficaz para uma determinada utilização, a indústria farmacêutica baseia-se no mercado "off-label" para expandir o seu potencial de vendas.

7.3 Relações entre médicos e fabricantes de produtos farmacêuticos:

A maioria dos médicos não considera pouco ético aceitar presentes como canetas, porta-canetas, blocos de notas, calendários, amostras de medicamentos, almoços ou jantares patrocinados pela empresa, etc., que mencionem favoravelmente os produtos da empresa. No entanto, na sua opinião, aceitar presentes dispendiosos que tenham um valor recreativo e não uma atividade profissional não é ético. Concordam também em não apoiar produtos médicos de empresas farmacêuticas cujos representantes médicos forneçam informações tendenciosas ou com objectivos próprios sobre os seus produtos. Mesmo entre os médicos que afirmam que só prescrevem os medicamentos mais benéficos para os seus doentes, independentemente do facto de serem constantemente procurados e pressionados pelas empresas farmacêuticas para prescreverem apenas as suas marcas, há muitas provas do contrário. Isto porque quando se dá uma prenda, impõe-se uma dívida ao médico. Como indivíduo íntegro, formado na arte de curar, ele pode sentir-se inclinado a retribuir o favor, levando a uma prescrição desleixada.

As relações entre os médicos e as empresas farmacêuticas fazem com que a credibilidade da profissão médica continue a diminuir aos olhos dos pacientes e do público. Quando um doente fica a saber que um médico lhe prescreve um medicamento

ou aconselhamento médico devido a influência comercial, podem perder a confiança no médico (que é um pré-requisito para um tratamento bem sucedido). Neste cenário, os doentes são mais susceptíveis do que os médicos de acreditar que as ofertas podem influenciar um comportamento de prescrição que consideram moralmente inadequado.

A medicina é uma profissão nobre. O principal objetivo da profissão médica é servir a humanidade. O lucro financeiro é uma consideração secundária. No entanto, pode observar-se em todo o mundo que os médicos, em colaboração com as empresas farmacêuticas, prescrevem e promovem medicamentos desnecessários apenas para ganhar dinheiro. Este artigo analisa os principais aspectos da relação entre médicos e empresas farmacêuticas e as suas consequências futuras.

A interação entre médicos e delegados de propaganda farmacêutica é quase tão antiga como a própria profissão médica. A tarefa básica de um representante de vendas de produtos farmacêuticos é informar o médico sobre os produtos da empresa, incluindo medicamentos. Não há nada de errado nisto, desde que esta informação acabe por beneficiar o doente. Afinal de contas, o desenvolvimento profissional contínuo é uma parte essencial de um bom sistema de saúde. Até o Conselho Médico Indiano espera que todos os médicos registados se esforcem por melhorar os seus conhecimentos e competências em benefício dos seus doentes.

Infelizmente, no que diz respeito à publicidade farmacêutica, existe frequentemente um conflito entre os interesses dos doentes e os dos médicos. A OMS define a publicidade farmacêutica como todas as actividades de informação e persuasão dos fabricantes e distribuidores que se destinam a promover ou influenciar a venda e a utilização de medicamentos. A promoção de medicamentos tem uma influência importante na utilização racional de um medicamento, no mecanismo de controlo dos preços dos medicamentos e na equidade na distribuição dos medicamentos, o que a torna uma questão fundamental de saúde pública. Muitas vezes, as estratégias de promoção de medicamentos utilizadas por várias empresas farmacêuticas são demasiado atractivas para que um médico possa resistir. Este facto, por sua vez, coloca os interesses dos médicos acima dos interesses dos doentes. Os médicos que estão em contacto frequente com os representantes médicos estão mais dispostos a prescrever medicamentos mais recentes e mais caros das suas empresas farmacêuticas favoritas, a fim de atingirem o seu objetivo egoísta de obterem cada vez mais ganhos financeiros das empresas, como cortes. No nosso país, os médicos são tidos em grande estima pelos doentes crédulos. Para a maioria dos doentes, são sinónimos de "deuses". Por conseguinte, os médicos podem prescrever medicamentos caros das suas empresas farmacêuticas favoritas, independentemente do custo que os pobres doentes têm de suportar. A interação entre as empresas farmacêuticas e os médicos é generalizada. As relações entre os médicos e as empresas farmacêuticas começam quando estes frequentam as várias consultas clínicas e enfermarias enquanto estudantes de medicina e continuam

durante o estágio e a formação especializada e mantêm-se ao longo de toda a carreira profissional.

7.3.1 A natureza e o efeito das relações:

Os fabricantes de medicamentos trabalham com os médicos para promover os seus produtos médicos. Para atingir os seus objectivos, abordam quase todos os médicos interessados. Os médicos recebem uma compensação adequada sob a forma de presentes e outros incentivos para as empresas farmacêuticas. Consequentemente, ambas as partes beneficiam desta interação, com potencial impacto nos doentes. Poucos médicos poderão ter a moral suficiente para continuar a prescrever os medicamentos que consideram mais benéficos e económicos para os seus doentes, apesar de estarem em contacto com tantas empresas farmacêuticas. As estratégias agressivas de marketing das empresas servem apenas como instrumento de informação. No entanto, o comportamento de prescrição da grande maioria dos médicos é visivelmente influenciado pelas empresas farmacêuticas. Muitos médicos consideram que as suas interações com as empresas farmacêuticas têm um valor educativo para eles próprios e são também benéficas para os doentes, uma vez que os médicos são informados sobre as terapêuticas disponíveis e os doentes pobres podem obter amostras gratuitas de medicamentos de várias empresas. Alguns médicos acreditam que não são influenciados pelo facto de trabalharem com as empresas farmacêuticas.

É cada vez mais consensual entre os médicos que a prescrição de marcas mais caras de empresas conceituadas e de qualidade assegurada é muito melhor do que a prescrição de marcas mais baratas e de qualidade desconhecida. Esta pode ser uma das razões para uma prescrição tão desleixada. No entanto, este facto não pode ser generalizado. É um segredo aberto que as associações profissionais dependem exclusivamente das empresas farmacêuticas para financiar os seus programas médicos, eventos educativos, conferências, reuniões anuais, workshops, etc. Muitos médicos, tanto jovens como idosos, recorrem a estas empresas para obterem patrocínios ou apoio financeiro para participarem em conferências nacionais e internacionais. Até as viagens de lazer no país e no estrangeiro de alguns médicos de peso e dos seus familiares diretos são organizadas e financiadas por algumas empresas farmacêuticas. Os médicos, por sua vez, tendem a prescrever produtos médicos dessas empresas em troca, sem se preocuparem com o bem-estar dos doentes. Um estudo concluiu que há muitas formas diferentes de as empresas farmacêuticas trabalharem direta ou indiretamente com os médicos. Estas vão desde presentes aparentemente triviais (por exemplo, a omnipresente oferta de canetas e blocos de notas gravados com os nomes dos medicamentos) até presentes muito mais intrigantes (por exemplo, a escrita fantasma de artigos para professores, a

Pagamento de somas avultadas em dinheiro a médicos proeminentes que promovem os benefícios dos produtos da empresa e apoio a viagens luxuosas e programas de entretenimento para médicos que prescrevem frequentemente os produtos da empresa).

Hoje, mais do que nunca, reconhece-se que a interação entre médicos e empresas farmacêuticas deve ser mantida dentro de limites aceitáveis. Seria impraticável pedir aos médicos que se distanciassem das empresas farmacêuticas. O verdadeiro desafio para a profissão médica, para as empresas farmacêuticas e para o governo é formular diretrizes mutuamente aceitáveis para evitar certas práticas médicas antiéticas flagrantes. O juiz final desta má conduta é, evidentemente, a própria profissão médica. Esta deve decidir se aceita ou não as informações e as ofertas dos fabricantes de medicamentos. Para o efeito, os estudantes de medicina devem estar familiarizados com as estratégias de marketing das empresas farmacêuticas e com os métodos utilizados para as combater. Durante o programa MBBS, os estudantes devem ser instruídos para não dependerem das empresas farmacêuticas para a sua progressão na carreira. Como se diz que os médicos que trabalham em zonas rurais ou remotas não estão a par das últimas tendências da prática médica, têm de depender da informação sobre os produtos fornecida pelas empresas farmacêuticas. Este problema pode ser resolvido se as associações médicas registadas nestas zonas organizarem cada vez mais acções de formação para que os médicos se possam manter a par das novas tecnologias médicas. As associações profissionais devem também esforçar-se por angariar fundos que lhes permitam gerir os seus programas científicos de forma independente. A proliferação de empresas farmacêuticas é também responsável por esta prática médica pouco ética. Uma empresa farmacêutica comercializa o mesmo medicamento a um preço muito mais baixo, a fim de vender mais do que outra empresa, comprometendo assim a qualidade do medicamento. Quando o preço de retalho e a qualidade do medicamento são regulados e normalizados pelo governo. As práticas pouco éticas dos fabricantes de medicamentos podem ser travadas. Mas, antes disso, temos de compreender a dinâmica do bazar indiano dos medicamentos, que envolve não só os médicos e os fabricantes de medicamentos, mas também os intermediários, como os farmacêuticos e os representantes médicos, etc.". Em suma, a única abordagem pragmática para lidar com esta prática antiética é que os médicos não aceitem nada de valor financeiro dos fabricantes de medicamentos. Até à data, tal como a Associação Médica Americana e outras, também a Associação Médica Indiana manifestou a sua preocupação com esta situação e lançou um apelo à classe médica para que não aceite presentes dispendiosos das empresas farmacêuticas.

Em suma, as questões éticas relacionadas com a ameaça à autonomia do doente, o consentimento informado e o impacto na relação entre o médico e o doente e entre o médico e o fabricante do medicamento contam-se entre as principais preocupações éticas.

são suscitadas pela utilização de medicamentos off-label em dermatologia. Mesmo que não seja possível impedir o uso off-label, é essencial impedir o uso fraudulento devido às numerosas questões éticas discutidas.

Capítulo 8

Problema jurídico:

8.1 Regulamentos sobre a utilização não contemplada na rotulagem em vários países

8.1.1 Estados Unidos

Não existe nenhuma lei nos Estados Unidos que proíba um médico ou outro profissional de saúde de prescrever um medicamento aprovado para outras indicações que não as aprovadas pela FDA[carece de fontes]. A informação de comercialização do medicamento enumera uma ou mais indicações, ou seja, doenças ou condições médicas para as quais o medicamento demonstrou ser seguro e eficaz.

No entanto, quando um medicamento é aprovado para um determinado fim, os médicos são livres de o prescrever para qualquer outro fim que, na sua opinião profissional, seja seguro e eficaz, e não estão limitados às indicações oficiais aprovadas pela FDA. Estas prescrições "off-label" são normalmente feitas com medicamentos genéricos mais antigos que encontraram novas utilizações, mas que ainda não foram objeto dos pedidos e estudos formais e muitas vezes dispendiosos exigidos pela FDA para a aprovação formal do medicamento para estas novas indicações. No entanto, existe frequentemente uma vasta literatura médica que apoia a utilização "off-label".

Um bom exemplo da forma como as entidades reguladoras lidam com a utilização não contemplada na rotulagem é o Centro de Avaliação e Investigação de Medicamentos da Food and Drug Administration (FDA) dos EUA, que analisa o Pedido de Novo Medicamento (NDA) de uma empresa para obter dados de ensaios clínicos para determinar se os resultados apoiam a utilização do medicamento para uma determinada utilização ou indicação. Se o medicamento for seguro e eficaz, o fabricante do medicamento e a FDA chegam a acordo sobre uma formulação específica para a dosagem, via de administração e outras informações que devem constar do rótulo do medicamento. A bula do medicamento contém mais pormenores.

A FDA aprova um medicamento para prescrição e continua a regular as práticas promocionais da indústria farmacêutica para esse medicamento através do trabalho do Gabinete de Promoção de Medicamentos de Prescrição (OPDP, anteriormente a Divisão de Marketing, Publicidade e Comunicação de Medicamentos (DDMAC)). A FDA faz

não têm autoridade legal para regular a prática da medicina, e o médico pode prescrever um medicamento "off-label". Contrariamente à crença popular, é legal nos Estados Unidos e em muitos outros países a prescrição de medicamentos fora das indicações aprovadas, incluindo substâncias controladas como os opiáceos. O Actiq, por exemplo, é muitas vezes prescrito off-label, apesar de ser uma substância controlada da lista II. Embora seja legal que um médico decida de forma independente se prescreve um medicamento como o Actiq fora da indicação, é ilegal que a empresa faça publicidade sobre o uso fora da indicação aos médicos prescritores. De facto, a Cephalon, o fabricante do Actiq, foi multada em setembro de 2008 por fazer publicidade ilegal do medicamento. Ao abrigo da Lei dos Alimentos, Medicamentos e Cosméticos (FDCA), 21 U.S.C. §§301-97, os fabricantes estão proibidos de comercializar diretamente um medicamento para uma indicação diferente da aprovada pela FDA. No entanto, em dezembro de 2012, o Segundo Circuito dos Estados Unidos decidiu que a promoção de utilizações não autorizadas pelo representante de vendas de uma empresa é uma expressão protegida ao abrigo da Primeira Emenda. Além disso, a Lei de Modernização da Administração de Alimentos e Medicamentos de 1997 criou uma exceção à proibição do marketing off-label, permitindo que os fabricantes forneçam aos médicos publicações sobre utilizações off-label de um medicamento mediante pedido não solicitado. Em 2004, o governo federal e o denunciante David Franklin chegaram a um acordo de 430 milhões de dólares no processo Franklin v. Parke-Davis, para resolver as alegações de que a Warner-Lambert estava envolvida na promoção off-label do Neurontin, violando a FDCA e a Lei das Falsas Reclamações. Na altura, o acordo foi um dos maiores acordos contra uma empresa farmacêutica na história dos EUA e o primeiro acordo na história dos EUA na área da promoção off-label.

8.1.2 Reino Unido

Os médicos no Reino Unido podem prescrever medicamentos fora das indicações autorizadas.
De acordo com a Associação Médica Britânica, as prescrições não autorizadas devem satisfazer melhor as necessidades dos doentes do que as alternativas e ser apoiadas por provas ou experiências que demonstrem segurança e eficácia.

8.1.2.1 Orientações sobre a prescrição: as orientações do GMC sobre a prescrição de medicamentos

O General Medical Council (GMC) do Reino Unido (2013) estabelece diretrizes para regulamentar a prescrição de medicamentos:

1. Em Boas Práticas Médicas:

Os médicos devem manter-se actualizados e cumprir a lei, as nossas diretrizes e outros regulamentos relevantes para o seu trabalho. Os médicos devem reconhecer os limites da sua competência e trabalhar dentro desses limites. Ao prestar cuidados clínicos, os médicos devem:

a. Prescrever medicamentos ou tratamentos, incluindo receitas repetidas, apenas se os médicos tiverem conhecimento suficiente do estado de saúde do doente e estiverem convencidos de que os medicamentos ou tratamentos satisfazem as necessidades do doente.

b. Fornecer tratamentos eficazes baseados nas melhores provas disponíveis

c. Verificar se os cuidados ou o tratamento de cada paciente são compatíveis com outros tratamentos que o paciente esteja a receber, incluindo (sempre que possível) medicamentos de venda livre auto-prescritos.

Os médicos devem utilizar corretamente os recursos à disposição dos doentes. Os documentos que os médicos produzem para registar formalmente o seu trabalho (incluindo as notas clínicas) devem ser claros, precisos e legíveis. Os médicos devem efetuar os registos ao mesmo tempo ou o mais rapidamente possível após o registo dos acontecimentos.

A documentação clínica deve incluir o seguinte:

a. Achados clínicos relevantes.

b. As decisões tomadas, as medidas acordadas e as pessoas que tomam as decisões e acordam as medidas.

c. A informação dada aos doentes.

d. Medicamentos prescritos ou outros exames ou tratamentos.

e. Quem faz o registo e quando?

2. Este guia fornece orientações mais pormenorizadas sobre a forma de cumprir estes princípios ao prescrever e gerir medicamentos e dispositivos médicos, incluindo aparelhos.

3. Os médicos são responsáveis pelas receitas que assinam e pelas suas decisões e acções ao fornecerem e administrarem medicamentos e dispositivos ou ao autorizarem ou instruírem terceiros a fazê-lo. Os médicos devem estar preparados para explicar e justificar as suas decisões e acções ao prescreverem, administrarem e gerirem medicamentos.

4. O termo "prescrição" é utilizado para muitas actividades relacionadas, incluindo a prescrição de medicamentos, dispositivos e pensos no âmbito do Serviço Nacional de Saúde (SNS) e o aconselhamento de doentes sobre a

compra de medicamentos de venda livre e outros remédios. Também pode significar

é utilizado para descrever a informação escrita destinada aos doentes (receitas informativas) ou o aconselhamento. Embora algumas destas orientações sejam particularmente relevantes para os medicamentos sujeitos a receita médica, os médicos devem também segui-las para outras actividades, sempre que sejam relevantes e aplicáveis. Estas diretrizes aplicam-se tanto a dispositivos médicos como a medicamentos.

5. O incumprimento grave ou persistente das presentes diretrizes põe em causa a licença do médico.

8.1.2.2 Regulamentos do General Medical Council (GMC) relativos à prescrição de medicamentos não autorizados

Os profissionais de saúde devem normalmente prescrever medicamentos autorizados em conformidade com os termos da sua autorização. No entanto, os profissionais de saúde podem prescrever medicamentos não autorizados se, com base numa avaliação do paciente individual, determinarem que tal é necessário para satisfazer as necessidades específicas do paciente.

A prescrição de medicamentos não autorizados pode ser necessária se

a. Não existe um medicamento autorizado adequado que satisfaça as necessidades do doente. Exemplos disto incluem (mas não estão limitados a) quando:

i) Não existe um medicamento autorizado que seja adequado para o doente em causa. Por exemplo, se o doente for uma criança e um medicamento autorizado apenas para adultos satisfizer as necessidades da criança; ou

ii) Um medicamento autorizado para o tratamento de uma doença ou sintoma em crianças continuaria a não satisfazer as necessidades especificamente avaliadas do doente infantil em questão, ao passo que um medicamento autorizado para a mesma doença ou sintoma em adultos o faria; ou

iii) A dosagem indicada para um medicamento autorizado não satisfaz as necessidades do doente; ou

iv) O doente necessita de um medicamento numa formulação que não está especificada numa licença válida, ou

b. Não está disponível um medicamento autorizado correspondente que satisfaça as necessidades do doente. Pode ser o caso, por exemplo, de uma escassez temporária de fornecimento, ou

c. Os formulários de prescrição fazem parte de um projeto de investigação devidamente autorizado.

Se um médico prescrever um medicamento não autorizado, tem de o fazer:

a. Deve assegurar-se de que existem provas suficientes ou experiência de utilização do medicamento para demonstrar a sua segurança e eficácia.

b. assumir a responsabilidade pela prescrição do medicamento e pela supervisão dos cuidados, do controlo e de qualquer tratamento de acompanhamento do doente ou assegurar que outro médico adequado seja nomeado para o efeito.

c. Manter registos claros, precisos e legíveis de todos os medicamentos prescritos que não estejam de acordo com a prática habitual e das razões para a prescrição de um medicamento não autorizado.

8.2 Será que os médicos se expõem a riscos legais quando incorporam OLDUs na sua prática clínica, especialmente se o doente tiver uma reação adversa relacionada com uma OLDU?

Os médicos têm estado envolvidos em litígios decorrentes de uma reação adversa relacionada com um medicamento prescrito para uma utilização não autorizada. As teorias jurídicas invocadas nestas acções judiciais incluem a utilização não controlada de um medicamento de investigação, a falta de consentimento informado adequado para uma OLDU e negligência médica. No desenvolvimento de precedentes para terapias off-label, os tribunais têm geralmente tratado os medicamentos e os dispositivos como equivalentes. Por conseguinte, muitos dos pontos de vista dos tribunais sobre a OLDU evoluíram a partir de decisões sobre a utilização não contemplada na rotulagem de dispositivos médicos.

8.3 Investigação vs. prática

A FDA esclarece que não regula a prática da medicina e que a Lei Federal de Alimentos, Medicamentos e Cosméticos de 1938 não desempenha qualquer papel no estabelecimento da responsabilidade médica pela OLDU. No entanto, a FDA exige uma análise rigorosa antes de os medicamentos e dispositivos médicos serem incluídos na investigação para garantir que são tomadas medidas para proteger os participantes no estudo humano. Se não forem classificados como instrumentos de investigação, os medicamentos podem ser prescritos e os dispositivos médicos podem ser utilizados sem autorização da FDA. A este respeito, um tribunal de recurso do Ohio, ao avaliar os potenciais danos resultantes da utilização de um dispositivo ortopédico para a coluna vertebral, considerou que "a utilização não autorizada de um dispositivo médico é meramente uma questão de apreciação médica e, como tal, sujeita o médico à responsabilidade profissional pelo exercício da sua apreciação médica profissional, mas a utilização não autorizada de um dispositivo médico

não é proibido pela U.S. Food and Drug Administration". Com base em precedentes legais e procedimentos regulamentares semelhantes da FDA, a mesma norma aplicar-se-ia à OLDU.

Muitas vezes, pode ser difícil traçar uma linha clara entre a utilização de um medicamento na investigação e na prática. A prescrição de um medicamento de uma forma nova e não testada não faz dele, por si só, um objeto de investigação. A Comissão Nacional para a Proteção dos Sujeitos Humanos da Investigação Biomédica e Comportamental tentou definir se a utilização de um medicamento pode ser classificada como uma prática ou um instrumento de investigação, e as suas definições são as seguintes. O objetivo da prática médica é "fornecer um diagnóstico, um tratamento preventivo ou uma terapia". A investigação, por outro lado, tem por objetivo "testar uma hipótese, tirar conclusões e assim desenvolver ou contribuir para um conhecimento generalizável". Se não se tratar de investigação, é provável que as acções judiciais intentadas apenas com base na falta de aprovação adequada da FDA antes de prescrever um medicamento off-label sejam indeferidas. Os médicos, no entanto, não estão imunes a outras formas de teorias de responsabilidade.

8.4 Erro médico:

8.4.1 Erro médico: Consentimento informado

Até à data, nenhum tribunal decidiu que um médico deve divulgar a utilização não contemplada na rotulagem de um medicamento como parte de um processo de consentimento informado. São frequentemente apresentados dois argumentos por aqueles que se opõem aos requisitos de divulgação de rotina: (1) a divulgação poderia assustar indevidamente os doentes e (2) o pesado fardo imposto aos médicos para reverem e partilharem constantemente informações sobre os riscos e os benefícios dos medicamentos poderia desviar a atenção de outras questões mais importantes relacionadas com os cuidados dos doentes.

Talvez o caso jurídico moderno mais frequentemente citado relacionado com o processo de divulgação de informações médicas seja Canterbury v Spence. O tribunal de Canterbury declarou que "o teste para determinar se um determinado risco deve ser divulgado é a sua materialidade para a decisão do doente". Existe um risco material se "uma pessoa razoável na posição do doente, que o médico conheça ou deva conhecer, seria suscetível de atribuir importância ao risco ou grupo de riscos ao decidir se renuncia ao tratamento proposto".

Muitos tribunais não consideraram a OLDU como uma questão material separada que deve ser divulgada como parte do processo de consentimento informado. Em 1996, um tribunal do Ohio considerou que a utilização "off-label" de dispositivos médicos era uma "questão de julgamento médico". De acordo com

De acordo com o tribunal, os médicos podem ser responsabilizados profissionalmente por negligência médica relacionada com o OLDU, mas não por não divulgarem informações.

Os resultados de um inquérito nacional de 2006 sobre as atitudes do público em relação à OLDU podem suscitar preocupações para futuros desafios legais que não foram totalmente abordados em pareceres jurídicos anteriores. Metade dos inquiridos acreditava incorretamente que um medicamento só devia ser prescrito para a sua utilização principal aprovada pela FDA. Uma percentagem quase igual acreditava que os médicos deviam ser proibidos de prescrever medicamentos para uso não autorizado. Quase dois terços dos inquiridos consideraram que a OLDU deveria ser totalmente proibida, exceto para utilização em ensaios clínicos. Trata-se de um valor global notável, tendo em conta que uma proporção significativa dos que expressaram opiniões negativas sobre o OLDU é suscetível de ter beneficiado da prática em algum momento das suas vidas (embora provavelmente não tivessem consciência disso).

Embora muitos tribunais não exijam que os médicos divulguem a OLDU, os doentes podem ter ideias e preocupações diferentes sobre a sua utilização. Não se sabe se estas questões evoluirão para uma maior expetativa de divulgação adequada. Alguns médicos sugeriram que informar os doentes sobre o OLDU pode proporcionar uma maior proteção contra futuras acções judiciais de responsabilidade.

8.4.2 Erro médico: negligência

A negligência médica é um termo lato que inclui a negligência. De facto, quatro elementos do direito civil relativos à negligência devem ser estabelecidos antes de se poder apurar a responsabilidade: (1) o médico prescritor tem de ter um dever para com o doente, (2) esse dever tem de ser violado, (3) tem de haver um dano que exija indemnização e (4) tem de haver uma relação causal entre a violação e esse dano.

O dever de cuidado de um médico é definido como o mesmo grau de cuidado que outros médicos exercem em circunstâncias semelhantes. A utilização de medicamentos não autorizados no mercado não dá origem, por si só, à responsabilidade por negligência. Se um doente acreditar que foi prejudicado pela utilização não autorizada de um medicamento, deve ser demonstrado que o médico que o prescreveu se desviou da prática habitual.38 Uma vez que a FDA proíbe os fabricantes de informarem os médicos sobre a utilização não autorizada dos seus medicamentos, pode ser difícil para os médicos determinarem como é que os outros na sua especialidade estão a utilizar os medicamentos fora das utilizações aprovadas pela FDA. À medida que as evidências revisadas por pares e publicadas sobre o uso off-label de um medicamento aumentam com o tempo, novos padrões de prática para o uso off-label de um medicamento evoluem.

Para determinar se as normas práticas estão a ser cumpridas quando se prescrevem medicamentos para a OLDU, os médicos devem começar por colocar a si próprios várias questões: (1) O medicamento nativo está aprovado pela FDA? (2) O uso off-label foi submetido a uma revisão abrangente por pares? (3) O uso off-label é clinicamente necessário para o tratamento? (4) A utilização do medicamento é uma utilização não experimental? Para reduzir o risco de responsabilidade, os médicos devem sempre prescrever medicamentos off-label de boa fé, no melhor interesse do paciente e sem "intenção fraudulenta". Esta abordagem tripla à prescrição de medicamentos também garante que os princípios dos requisitos da FDA são cumpridos; especificamente, os médicos que prescrevem medicamentos para uso off-label devem estar "bem informados sobre o produto, basear a sua utilização em argumentos científicos sólidos e provas médicas sólidas, e manter registos da utilização e efeitos do produto."

8.5 Efeitos práticos:

Os medicamentos aprovados pela FDA para indicações não autorizadas e utilizações não aprovadas tiveram um impacto significativo na forma como tratamos as doenças de pele. Um bom exemplo é a utilização da talidomida para o tratamento das manifestações cutâneas do eritema nodoso hansénico, inicialmente notificada em 1965, recomendada pela OMS em 1988 e finalmente aprovada pela FDA em setembro de 1997 (Thalidomide. Skin Therapy Letter 1997).

Se a utilização off-label de um medicamento for para tratamento e não para investigação, trata-se de uma terapia inovadora e parece estar dentro das prerrogativas éticas e legais do médico, apoiadas pelos regulamentos da FDA, pelo direito comum e pelos princípios éticos (Torres, A., 1994). Embora a utilização off-label de um medicamento não constitua necessariamente uma utilização incorrecta do mesmo, não existe informação sobre os riscos/benefícios aprovada pela agência reguladora. Nesta situação, o prescritor deve basear-se na consulta de colegas e na informação contida na bula do medicamento e na literatura médica (Shapiro, S.A., 1979). As implicações éticas e jurídicas desta situação nem sempre são claras. Embora não pareça ser necessário um consentimento informado específico, a utilização de medicamentos não rotulados é mais benéfica para o doente e protege o médico de responsabilidades quando acompanhada de um consentimento informado que informe adequadamente o doente sobre o carácter inovador da terapêutica e a maior incerteza do risco (Torres, A., 1994). Tal como demonstrado em casos recentes de grande visibilidade, é necessário ter especial cuidado para garantir que tanto o médico como o doente estão bem informados sobre os riscos e benefícios, de modo a que a sua colaboração possa conduzir ao melhor resultado clínico possível (Reardon, F., 1997). Independentemente da legalidade da utilização de medicamentos não rotulados, o médico deve considerar cuidadosamente a relação risco/benefício antes, durante e após o tratamento quando utiliza um medicamento aprovado para fins não rotulados (Torres, A., 1994).

8.6 As razões para a política da FDA sobre a utilização não contemplada na rotulagem:

A situação atual permite que uma empresa promova a utilização rotulada de um novo medicamento. Permitir que os promotores promovam a utilização não contemplada no rótulo reduziria ou eliminaria o incentivo para que a empresa efectuasse ensaios clínicos e recolhesse dados definitivos. Estas actividades poderiam prejudicar o doente ou não demonstrar a eficácia do medicamento. Se houver uma tentativa deliberada de reduzir a utilização da medicina baseada em provas na decisão sobre a segurança e a eficácia de um medicamento, o processo de aprovação fica comprometido (Woodcock, J., 1997). As empresas farmacêuticas podem obter uma autorização de introdução no mercado de um medicamento para uma utilização específica e restrita e depois promover fortemente uma utilização muito mais alargada que não foi adequadamente testada (The dangers of off-label drug promotion, Public Citizen Internet URL). E se os resultados preliminares não forem confirmados por estudos posteriores ou forem contrariados por outros estudos?

As decisões sobre a eficácia devem basear-se em resultados significativos de ensaios clínicos bem concebidos e realizados, publicados em revistas especializadas. A avaliação e revisão pelos pares é essencial para obter resultados equilibrados.

Em resumo, as questões jurídicas, incluindo regulamentos pouco claros em muitos países, diretrizes da FDA, negligência médica e normas razoáveis para os doentes, aumentam a complexidade. Mesmo que não seja possível impedir a utilização "off-label", as numerosas questões jurídicas discutidas tornam essencial a prevenção da utilização fraudulenta.

Capítulo 9

Recomendações:

9.1 Recomendações para os doentes:

- Se o seu médico lhe receitar um medicamento (incluindo comprimidos, cápsulas, xaropes, pomadas, cremes, géis, soluções, loções e champôs), pergunte-lhe se se trata de uma utilização autorizada ou de uma utilização "off-label".

- Se o seu médico não sabe, isso não é muito tranquilizador. Faça a mesma pergunta ao farmacêutico.

- Se o medicamento for receitado fora das indicações autorizadas, pergunte para que é que foi autorizado.

- Se lhe for dada uma receita não indicada, pergunte ao seu médico se as provas científicas apoiam realmente a sua utilização.

- Procure na Internet e pesquise o medicamento. Tente encontrar o "rótulo", ou seja, a informação oficial impressa que indica o tratamento para o qual o medicamento foi aprovado. O melhor sítio para começar é o motor de busca de medicamentos do sítio da FDA em http://www.accessdata.fda.gov/scripts/cder/drugsatfda/.

- Consulte outros sítios Web fiáveis. Se ficar mais descansado, ótimo. Se ainda tiver dúvidas, volte a falar com o seu médico.

- O facto de um medicamento ser frequentemente utilizado de forma não autorizada não é necessariamente um sinal de que a sua utilização não autorizada seja útil e benéfica.

- Não aceite a afirmação de um médico ou farmacêutico: "Toda a gente prescreve este medicamento fora das indicações autorizadas. Isso é ótimo. Qual é a razão específica para prescrever o medicamento?

9.2 Recomendações para os prescritores:

- Antes de prescreverem um medicamento não autorizado, devem certificar-se de que um medicamento alternativo autorizado não satisfaz as necessidades do doente.

- Antes de prescreverem um medicamento fora da gama autorizada, devem certificar-se de que esse pedido responde melhor às necessidades do doente do que uma alternativa devidamente autorizada.

- Antes de prescreverem um medicamento não autorizado ou de utilizarem um medicamento fora das indicações autorizadas, os médicos prescritores devem

- Deve assegurar-se de que a segurança e a eficácia do medicamento são apoiadas por provas suficientes e/ou pela experiência da sua utilização.

- Assumem a responsabilidade pela prescrição do medicamento e pelo tratamento do doente, incluindo a monitorização e os cuidados posteriores.

- Registar o medicamento que foi prescrito, caso a prática habitual não tenha sido seguida, e as razões para a prescrição desse medicamento. Os médicos prescritores devem registar que discutiram o problema com o doente.

9.3 As melhores práticas de comunicação incluem

Os médicos fornecem aos doentes, ou às pessoas que autorizam o tratamento em seu nome, informações suficientes sobre o tratamento proposto, incluindo os efeitos secundários graves ou comuns conhecidos, para que possam tomar uma decisão informada.

Se a prática atual apoiar a utilização de um medicamento fora dos termos da autorização de introdução no mercado, pode não ser necessário fazer referência à autorização de introdução no mercado quando se solicita o consentimento. No entanto, é boa prática dar aos doentes toda a informação de que necessitem ou que considerem relevante.

Explicar as razões que justificam a prescrição de um medicamento fora das indicações autorizadas ou a prescrição de um medicamento não autorizado quando a sua utilização está pouco comprovada ou quando a utilização de um medicamento é inovadora.

Os profissionais de saúde são responsáveis por contribuir para a monitorização da segurança dos medicamentos em uso clínico, notificando suspeitas de reacções adversas a medicamentos. Esta comunicação é tão importante para os medicamentos não autorizados ou utilizados fora da autorização de introdução no mercado como para os medicamentos autorizados.

Capítulo 10

Conclusão:

Apesar da controvérsia sobre os benefícios terapêuticos da prescrição de medicamentos off-label sem divulgação completa, os medicamentos off-label parecem ser amplamente prescritos na prática clínica nos domínios da dermatologia e da venereologia. No entanto, a prescrição de fármacos off-label a doentes que esperam um tratamento eficaz é suscetível de conduzir a dificuldades éticas e legais previsíveis. As principais questões éticas incluem pôr em causa a autonomia do doente, o consentimento informado e o impacto na relação entre o médico e o doente e entre o médico e o fabricante do medicamento. Além disso, há questões jurídicas como a falta de clareza da regulamentação em muitos países, as diretrizes da FDA e as normas adequadas para os doentes, o que torna a questão cada vez mais complexa. Mesmo que a abolição do uso off-label não seja viável, as numerosas questões éticas e jurídicas discutidas tornam essencial a prevenção do uso fraudulento.

A utilização de medicamentos off-label em crianças está generalizada e varia consoante o país, o contexto de internamento e de ambulatório e a idade. Os medicamentos para as alergias estão no topo da lista dos medicamentos off-label mais frequentemente prescritos para crianças em dermatologia. No entanto, este facto não tem sido acompanhado por novas investigações sobre a sua segurança e eficácia em crianças, particularmente no caso dos medicamentos que já se encontram no mercado. Esta revisão concluiu que uma elevada percentagem de medicamentos prescritos na prática clínica diária pelos alergologistas são medicamentos off-label. É essencial sensibilizar para este facto, uma vez que é da responsabilidade do médico ponderar a relação risco-benefício quando prescreve. Os pais/encarregados de educação devem ser informados e envolvidos na decisão para evitar mal-entendidos, aumentar a adesão e sensibilizar para os efeitos adversos, de modo a obter um bom resultado clínico. São necessários novos estudos com uma melhor conceção para investigar a segurança e a eficácia a longo prazo dos medicamentos para doenças respiratórias e alergias em crianças, especialmente em crianças com menos de dois anos de idade. As autoridades competentes devem encontrar novas formas de promover mais investigação que vá ao encontro das necessidades dos doentes.

O problema da utilização não autorizada afecta tanto o médico como o doente. O doente deve compreender que o médico lhe está a prescrever o medicamento para uma utilização não autorizada ou "off-label" e deve compreender os riscos e as consequências deste tratamento específico, bem como os seus benefícios.

Para além disso, deve ser obtido o consentimento informado. Sugiro que se obtenha o consentimento por escrito para documentar o facto de que se realizou uma discussão sobre o consentimento informado e

que o doente seja informado dos riscos e benefícios da utilização não contemplada na rotulagem proposta e dos medicamentos não autorizados.

Teria certamente muita relutância em sugerir que os medicamentos não fossem autorizados para menores, pois as consequências potenciais se algo correr mal são consideráveis.

Exorto qualquer médico que pretenda prescrever um medicamento para uma utilização não contemplada na rotulagem a ter a certeza de que o medicamento é adequado para essa utilização e a estar preparado para aceitar as consequências se estiver errado no seu julgamento. Exorto os dermatologistas a serem muito cautelosos na utilização de medicamentos off-label. É altamente improvável que eu próprio o faça. Teria de se tratar de um caso extremamente raro em que nenhuma outra terapêutica aprovada pudesse ajudar.

Uma das principais razões para a minha hesitação é a questão da responsabilidade. Se o doente tiver uma reação adversa a este medicamento específico, o dermatologista pode ser responsabilizado, mesmo que tenha obtido o consentimento informado. Além disso, a ação pode ser considerada imprudente ou intencional. Isto pode levar a uma responsabilidade financeira significativamente maior para o médico que prescreve o medicamento.

Não posso e não recomendo que os dermatologistas prescrevam medicamentos fora das suas indicações. Se prescrever medicamentos não indicados, outro problema é que o seu seguro de negligência pode não o proteger. Este protege-o contra actos ou omissões no exercício da sua profissão, o que pode não incluir a utilização de medicamentos não indicados.

Há uma necessidade urgente de diretrizes sobre o uso não autorizado de medicamentos, que possamos utilizar para orientar as instituições médicas na tomada de medidas para o uso não autorizado de medicamentos. A investigação clínica deve ser ativamente promovida e as empresas farmacêuticas devem ser incentivadas a fornecer informações completas sobre os medicamentos. As organizações académicas devem ser incentivadas a promover uma utilização profissional óptima dos medicamentos.

Bibliografia

Angarola R.T. e Joranson D. E., 1995. Utilizações não autorizadas de medicamentos prescritos no tratamento da dor. Boletim da APS; 5: 14-15.

Appelbaum P. S., 2007: Avaliação da competência do doente para consentir um tratamento. New England Journal of Medicine. 357: 1834-1840.

Beck, J.M. and Azari, E.D., 1998. FDA, off-label use of drugs, and informed consent: debunking myths and misconceptions. Food, Drug, Cosmetic Law J. 53(1):71-104.

Blondon K., Desmeules J., Vogt-Ferrier N., Besson M., Kondo-Oestreicher M., Dayer P., 2008. off-label prescribing. Rev Med Suisse, 16;4(165):1661-5.

Caleb A. G., 2009. Uso de medicamentos off-label: o que você precisa saber. Arquivo de artigos da WebMD.

Comité de Medicamentos, Academia Americana de Pediatria. Utilização de medicamentos não descritos no folheto informativo. Pediatrics. 2002;110(1 Pt 1):181-183.

Christopher M., Christopher M. e William L., 2012. Dez perguntas comuns (e respetivas respostas) sobre a utilização de medicamentos não autorizados. Mayo Clin Proc; 87(10): 982- 990.

Danés I, Agustí A, Vallano A, Alerany C, Martínez J, Bosch JA, Ferrer A, Gratacós L, Pérez A, Olmo M, Marron SM, Valderrama A e Bonafont X., 2014. Outcomes of off-label drug uses in hospitals: a multicentric prospective study. Eur J Clin Pharmacol;70(11):1385-93.

A FDA anulou as regras relativas aos medicamentos não autorizados. Reuters, 6 de agosto de 1998.

Gazarian, M., Graudins, L. V., Kelly, M., McPhee, F.R., Ward, R.L. & Campbell, T.J., 2006.Off-label use of medicines: consensus recommendations for evaluating appropriateness. Med J Aust. 185(10):544-548.

Conselho Geral de Medicina (GMC). Good practice in prescribing and managing medicines and devices (2013), Prescribing guidance e Prescribing unlicensed medicines.

http://www.accessdata.fda.gov/scripts/cder/drugsatfda/.

Jaffe, S.Y., 1994. Declaração perante o Subcomité da Saúde e do Ambiente. Comissão de Energia e Comércio da Câmara dos Representantes.

Kelli, M., 2009. uso de medicamentos off-label: o que você precisa saber. Arquivo de artigos da WebMD.

Kelly J.B. e Makkar H.S., 2012. ética em dermatologia pediátrica. Clin Dermatol. ;30(5):471-5.

Largent E. A., Miller F. G. e Pearson S. D., 2009. Going off-label without venturing off-course: evidence and ethical off-label prescribing. Arch Intern

Med. ;169(19):1745-7.

Meadows, W.A. e Hollowell, B.D., 2008. "Off-label" use of drugs: an FDA-mandated term, not a negative implication of its medical use. Int J Impot Res. 20(2):135-144.

Mehlman, M.J., 2012.Prescrição off label. O médico vai vê-lo agora. http://www.thedoctorwillseeyounow.com/content/bioethics/art1971.html

Parikh S.A., Davis S.A., Krowchuk D.P. e Feldman S.R., 2014. uso frequente de terapia para acne com prescrição off-label em crianças com menos de 12 anos de idade.
Pediatr Dermatol; 31(5):551-5.

Picard D., Carvalho P., Bonnavia C., Louin L., Josset V., Lauret P. e Joly P., 2003. Avaliação das prescrições off-label em dermatologia. Ann Dermatol Venereol. 130(5):507-10.

Radley, D.C., Finkelstein, S.N. e Stafford, R.S., 2006. off-label prescribing among office-based physicians. Arch Intern Med. 166(9):1021-1026.

Rayburn W. F. e Turnbull G. L., 1995.Off-label prescribing on a State University Obstetric Service. J Reprod Med; 40: 186-188.

Reardon, F., 1997. relatório jurídico: Off-label prescribing. Adaptado de Harvard Risk Management Foundations Resource audiotape, URL da Internet http://www.rmf.org/b9147.html.

Shapiro, S.A., 1979. Restringir a liberdade de um médico prescrever um medicamento para qualquer fim. Northwestern Law REV. 83: 801-872.

Silva Diana, Ignacio Ansotegui e Mário Morais-Almeida, 2014. prescrição off-label para doenças alérgicas em crianças. World Allergy Organ J.; 7(1): 4.

Sugarman, J.H., Fleischer, A. e Feldman, S.R., 2002. off-label prescribing in the treatment of dermatologic disease. J Am Acad Dermatol. 47(2):217-23.

Talidomida. Skin Therapy Letter 1997; 3(3): 1,2,5.

Os perigos da promoção off-label dos produtos farmacêuticos. Public Citizen Internet URL http://www.citizen.org/congress/fda/S.%20830-FDA/offlabel.html.

Torres, A., 1994: A utilização de medicamentos aprovados pela Food and Drug Administration (FDA) para usos não autorizados. As implicações legais e éticas. Arch Dermatol. 130: 32-36.

Turner S., Longworth A. e Nunn A., 1998. Utilização de medicamentos não autorizados e não autorizados nos serviços de pediatria: Estudo prospetivo. Brit Med J; 316: 343-345.

Veatch, R.C., 1997. medical ethics. Sudbury, MA, Jones and Bartlett Publishers.Wilkes, M. e Johns, M., 2008.Informed consent and shared decision making: an obligation to disclose off-label prescribing to patients. PLoS Med. 5(11):e223.Woodcock, J., 1997.A shift in the regulatory approach. URL da

Internet http://www.FDA.gov/cder/present/diamontreal/regappr/sld001.htm.

Zain, M., 2012 Consentimento informado para a utilização não autorizada de medicamentos sujeitos a receita médica. Virtual Mentor. 14(7): 576-581.

Índice

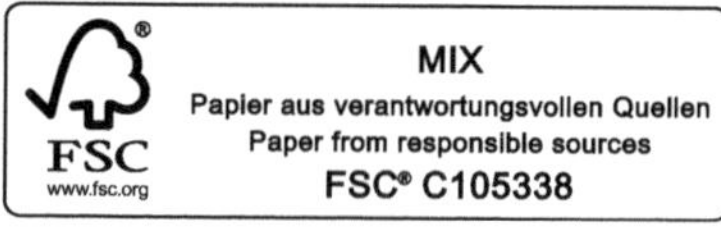

Printed by Books on Demand GmbH, Norderstedt / Germany